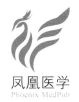
凤凰医学
Phoenix MedPub

Pediatric Ophthalmology
Surgery and Procedures
Tricks of the Trade

小儿眼科手术
操作与规程
——要点与技巧

主　编　［美］西尔维娅·H.柳（Sylvia H. Yoo）
主　译　刘　虎　竺　慧
译　者（按姓氏拼音排序）

陈丹妮　陈雪娟　韩　姝　黄　丹　黄晓丽
蒋　峰　梁　亚　刘　虎　马　飞　钱　晶
孙春华　王　飞　王子衿　肖　涵　姚家奇
赵晓燕　竺　慧

江苏凤凰科学技术出版社·南京

江苏省版权局著作合同登记号　图字：10-2021-441 号

图书在版编目（CIP）数据

小儿眼科手术操作与规程：要点与技巧 /（美）西尔维娅·H. 柳主编；刘虎，竺慧主译. —南京：江苏凤凰科学技术出版社，2022.6
　　ISBN 978-7-5713-2815-3

　　Ⅰ.①小… Ⅱ.①西… ②刘… ③竺… Ⅲ.①小儿疾病—眼外科手术—技术操作规程 Ⅳ.①R779.6-65

　　中国版本图书馆 CIP 数据核字（2022）第 033525 号

小儿眼科手术操作与规程——要点与技巧

主　　　编	[美]西尔维娅·H. 柳（Sylvia H. Yoo）	
主　　　译	刘　虎　竺　慧	
策　　　划	傅永红	
责 任 编 辑	易莉炜　杨　淮	
责 任 校 对	仲　敏	
责 任 监 制	刘文洋	

出 版 发 行	江苏凤凰科学技术出版社
出版社地址	南京市湖南路 1 号 A 楼，邮编：210009
出版社网址	http://www.pspress.cn
印　　　刷	徐州绪权印刷有限公司

开　　　本	889 mm × 1194 mm　1/16
印　　　张	9.5
插　　　页	4
字　　　数	200 000
版　　　次	2022 年 6 月第 1 版
印　　　次	2022 年 6 月第 1 次印刷

标 准 书 号	ISBN 978-7-5713-2815-3
定　　　价	158.00 元（精）

图书如有印装质量问题，可随时向我社印务部调换。

原著编委会

Alison B. Callahan, MD
Assistant Professor of Ophthalmology
Oculofacial Plastic Surgery
New England Eye Center
Tufts Medical Center
Boston, Massachusetts, USA

Catherine S. Choi, MD
Assistant Professor of Ophthalmology
Pediatric Ophthalmology and Strabismus
New England Eye Center
Tufts Medical Center
Boston, Massachusetts, USA

Shilpa J. Desai, MD
Assistant Professor of Ophthalmology
Vitreoretinal Disease and Surgery
New England Eye Center
Tufts Medical Center
Boston, Massachusetts, USA

Maanasa Indaram, MD
Assistant Professor of Ophthalmology
Pediatric Ophthalmology and Strabismus
University of California-San Francisco
San Francisco, California, USA

Michelle C. Liang, MD
Assistant Professor of Ophthalmology
Vitreoretinal Disease and Surgery
New England Eye Center
Tufts Medical Center
Boston, Massachusetts, USA

Helen H. Yeung, MD
Attending Staff Physician
Department of Ophthalmology
Massachusetts Eye and Ear Infirmary
Boston, Massachusetts, USA

Sylvia H. Yoo, MD
Assistant Professor of Ophthalmology
Pediatric Ophthalmology and Strabismus
New England Eye Center
Tufts Medical Center
Boston, Massachusetts, USA

重要声明

医学是一门不断发展变化的学科。相关研究成果和临床经验不断拓展我们的知识，尤其在疾病的科学处理和药物治疗等方面。读者可以放心的是，本书的作者、编辑和出版社已尽一切努力，确保书中所提及的任何药物剂量、用途与出版时的最新专业知识水平相符。

然而，这并不表示出版社对书中所述的任何药物剂量和使用方法有所保证或负有责任。每位使用者应仔细阅读药物说明书，必要时应与全科医生或专科医生讨论，核对厂商所提供的药物剂量或禁忌证是否与本书中所提及的有所不同。这种核查对临床使用颇少或刚上市的药物尤为重要。每位使用者应对所用药物的剂量和用法承担风险和责任。作者和出版社请求每位使用者向出版社报告本书中与药物说明书不一致或不准确之处。一旦发现此类错误，我们将在 www.thieme.com 网站的产品介绍页面及时发布勘误。

即使未做特别强调，本书所采用的部分产品名称、专利和外观设计实际上也均为注册商标或专利商品名。因此，书中涉及的名称虽然未标明所有权，但并非不受专利权保护。

本书的所有内容均受版权法保护。未经出版社同意，在版权法规定范围之外的任何使用、开发或商业行为均为非法，可能会被起诉。这尤其适用于以下行为：影印、复制、油印、微缩胶片制作、电子数据处理和存储。

前　言

我与各位编者联合 Thieme 出版社共同努力完成了这本实用性强、结构清晰、供小儿眼科医生使用的小儿眼科手术指导用书。本书对于医学培训生（包括医学生、住培医生和专培医生）在进入手术室前熟悉手术原则和操作步骤至关重要，同时也可帮助手术医生复习手术要点与心得，特别是一些不太常见的手术方式。本书各部分均由在相关领域接受过大量培训、具有丰富临床经验的专家撰写，内容不仅涵盖手术技巧，还有各种备选方案的讨论。鉴于小儿眼科医生临床实际工作时需要处理婴儿、儿童和青少年的各类眼病，因此本书包含了可能需要由小儿眼科医生完成的涉及眼科各亚专业的多种手术。

本书的第一部分斜视手术由 10 章组成。第 1 章包括所有斜视手术的主要目的和关键原则，其余章节介绍了斜视手术相关的解剖以及各种斜视手术的具体操作，但这部分并未包括主要应用于成人的斜视手术操作。第二部分至第五部分介绍了儿童眼眶、眼前段、青光眼和视网膜的手术。第六部分麻醉下眼部检查详细介绍了麻醉前准备，以确保儿童麻醉下眼部检查所需的设备均安排到位。Thieme 出版社的《要点与技巧》系列书籍涵盖多个专业，内容编排上主要包括以下部分：目的、益处、预期目标、关键原则、适应证、禁忌证、术前准备、操作技巧、要点与心得、注意事项、并发症和术后护理等。此外，书中也会提供相关的图表，以便加深读者对于每一种手术步骤的理解。不断学习，终身学习！

Sylvia H. Yoo, MD

2020 年冬季，COVID-19 疫情期间

致　谢

感谢在我们培训阶段和早期职业生涯中，指导我们处理疑难病例、激励我们在眼科学领域不断追求的启蒙老师。同时，感谢患者、住培医生和专培医生，他们提供我们学习的机会，给予我们思考的空间和创新的方法。

我们特别感谢：

Steven Archer

Kim Cooper

Monte Del Monte

David Guyton（非常感谢在我培训期间他所展示的斜视手术技巧，尤其是他精妙绝伦、精湛娴熟的手术操作）

David Hunter

Shelley Klein（卓越的视觉矫正师）

Hee-Jung Park

Stacy Pineles

Michael Repka

Mitchell Strominger

Deborah VanderVeen

Federico Velez

David Walton

此外，我们还要感谢 Ramy Rashad、Allison Resnick、Theodore Lui 和 Brandon Pleman，本书中的许多术中照片是他们帮忙收集的。

Sylvia H. Yoo, MD

目　录

第一部分　斜视手术

第 1 章　**斜视手术准备** …………………… **3**
　　Sylvia H. Yoo
1.1　目的　　　　　　　　　　3
1.2　益处　　　　　　　　　　3
1.3　预期目标　　　　　　　　4
1.4　关键原则　　　　　　　　4
1.5　适应证　　　　　　　　　4
1.6　禁忌证　　　　　　　　　4
1.7　术前准备　　　　　　　　4
1.8　手术设计　　　　　　　　5
1.9　围手术期要点与心得　　　5
　　1.9.1　麻醉　　　　　　　5
　　1.9.2　体位　　　　　　　5
　　1.9.3　消毒和铺单　　　　6
　　1.9.4　器械和耗材　　　　6
1.10　注意事项　　　　　　　　8
1.11　并发症　　　　　　　　　8
1.12　术后护理与预期　　　　　9

第 2 章　**斜视手术相关解剖** ………………… **11**
　　Sylvia H. Yoo
2.1　直肌和斜肌　　　　　　　11
2.2　结膜和巩膜　　　　　　　14
2.3　结膜下筋膜组织　　　　　14
2.4　血管结构　　　　　　　　14

第 3 章　**斜视手术的结膜切口** ……………… **16**
　　Sylvia H. Yoo
3.1　目的　　　　　　　　　　16
3.2　益处　　　　　　　　　　16

3.3　预期目标　　　　　　　　16
3.4　关键原则　　　　　　　　17
3.5　适应证　　　　　　　　　17
3.6　禁忌证　　　　　　　　　17
3.7　术前准备　　　　　　　　17
3.8　操作技巧　　　　　　　　17
　　3.8.1　穹窿结膜切口　　　17
　　3.8.2　角膜缘结膜切口　　18
3.9　要点与心得　　　　　　　19
3.10　注意事项　　　　　　　　19
3.11　并发症　　　　　　　　　19
3.12　术后护理　　　　　　　　19

第 4 章　**直肌手术** …………………………… **20**
　　Sylvia H. Yoo
4.1　目的　　　　　　　　　　20
4.2　益处　　　　　　　　　　20
4.3　预期目标　　　　　　　　20
4.4　关键原则　　　　　　　　21
4.5　适应证　　　　　　　　　21
4.6　禁忌证　　　　　　　　　21
4.7　术前准备　　　　　　　　21
4.8　操作技巧　　　　　　　　22
　　4.8.1　被动牵拉试验　　　22
　　4.8.2　分离肌肉　　　　　24
　　4.8.3　直肌后徙术　　　　26
　　4.8.4　直肌截除术　　　　29
　　4.8.5　手术完成　　　　　31
4.9　要点与心得　　　　　　　31
　　4.9.1　术前　　　　　　　31
　　4.9.2　斜视钩及手术镊的使用　31

I

4.9.3 肌肉套扎	31	
4.9.4 肌肉离断	31	
4.9.5 肌肉再固定	32	
4.9.6 直肌后徙术	32	
4.9.7 直肌截除术和折叠术	32	
4.9.8 垂直直肌手术	33	
4.10 注意事项	33	
4.11 并发症	33	
4.12 术后护理与预期	33	

第5章 可调整缝线术 ·················· **34**

Sylvia H. Yoo

5.1 目的	34
5.2 益处	34
5.3 预期目标	34
5.4 关键原则	34
5.5 适应证	35
5.6 禁忌证	35
5.7 术前准备	35
5.8 操作技巧	35
5.8.1 制作可调整缝线	35
5.8.2 调整操作	38
5.9 要点与心得	39
5.10 注意事项	39
5.11 并发症	39
5.12 术后护理	40

第6章 下斜肌手术 ·················· **41**

Sylvia H. Yoo

6.1 目的	41
6.2 益处	41
6.3 预期目标	41
6.4 关键原则	41
6.5 适应证	41
6.6 禁忌证	41
6.7 术前准备	42
6.8 操作技巧	42
6.8.1 加强牵拉试验	42
6.8.2 下斜肌分离与离断	42
6.8.3 下斜肌后徙术或前转位术	45
6.8.4 下斜肌部分切除术	46
6.8.5 下斜肌去神经联合切除术	46

6.9 要点与心得	47
6.10 注意事项	47
6.11 并发症	47
6.12 术后护理与预期	48

第7章 上斜肌手术 ·················· **49**

Catherine S. Choi, Sylvia H. Yoo

7.1 目的	49
7.2 益处	49
7.3 预期目标	49
7.4 关键原则	49
7.5 适应证	49
7.6 禁忌证	50
7.7 术前准备	50
7.8 操作技巧	50
7.8.1 加强牵拉试验	50
7.8.2 上斜肌断腱术	50
7.8.3 上斜肌断腱联合缝线延长术	51
7.8.4 上斜肌折叠术	52
7.8.5 Harada-Ito 术	53
7.9 要点与心得	54
7.9.1 上斜肌减弱术	54
7.9.2 上斜肌加强术	55
7.10 注意事项	55
7.11 并发症	55
7.12 术后护理	55

第8章 再次手术 ·················· **57**

Sylvia H. Yoo

8.1 目的	57
8.2 益处	57
8.3 预期目标	57
8.4 关键原则	57
8.5 适应证	57
8.6 禁忌证	58
8.7 术前准备	58
8.8 操作技巧	58
8.9 要点与心得	58
8.10 注意事项	59
8.11 并发症	59
8.12 术后护理	59

| 第9章 | **斜视的特殊术式** ┄┄┄┄┄┄ **60** |
| | Catherine S. Choi, Sylvia H. Yoo |

9.1	目的	60
	9.1.1　转位术	60
	9.1.2　后固定缝线	60
	9.1.3　外直肌 Y 型劈开术	60
	9.1.4　部分肌腱后徙术	60
9.2	益处	60
9.3	预期目标	60
9.4	关键原则	61
9.5	适应证	61
	9.5.1　转位术	61
	9.5.2　后固定缝线	61
	9.5.3　外直肌 Y 型劈开术	61
	9.5.4　部分肌腱后徙术	61
9.6	禁忌证	61
9.7	术前准备	61
9.8	操作技巧	61
	9.8.1　转位术	61
	9.8.2　后固定缝线	62
	9.8.3　外直肌 Y 型劈开术	63
	9.8.4　部分肌腱后徙术	63
9.9	要点与心得	64
	9.9.1　转位术	64
	9.9.2　后固定缝线	65
	9.9.3　外直肌 Y 型劈开术	65
	9.9.4　部分肌腱后徙术	65
9.10	注意事项	65
9.11	并发症	65
9.12	术后护理	66

| 第10章 | **肉毒杆菌毒素注射治疗斜视** ┄┄┄ **67** |
| | Sylvia H. Yoo |

10.1	目的	67
10.2	益处	67
10.3	预期目标	67
10.4	关键原则	67
10.5	适应证	68
10.6	禁忌证	68
10.7	术前准备	68
10.8	操作技巧	68

10.9	要点与心得	69
10.10	注意事项	69
10.11	并发症	69
10.12	术后护理	69

第二部分　眼眶手术

| 第11章 | **鼻泪管探通、置管和球囊扩张术** ┄ **73** |
| | Catherine S. Choi, Maanasa Indaram |

11.1	目的	73
11.2	益处	73
11.3	预期目标	73
11.4	关键原则	74
11.5	适应证	74
11.6	禁忌证	74
11.7	术前准备	75
11.8	操作技巧	75
	11.8.1　鼻泪管探通联合或不联合冲洗	75
	11.8.2　鼻泪管探通联合置管	77
	11.8.3　鼻泪管探通联合球囊扩张	78
11.9	要点与心得	78
	11.9.1　鼻泪管探通联合置管	79
	11.9.2　鼻泪管探通联合球囊扩张	79
11.10	注意事项	79
	11.10.1　鼻泪管探通联合置管	79
	11.10.2　鼻泪管探通联合球囊扩张	80
11.11	并发症	80
11.12	术后护理	80

| 第12章 | **皮样囊肿切除术** ┄┄┄┄┄┄ **82** |
| | Alison B. Callahan |

12.1	目的	82
12.2	益处	82
12.3	预期目标	82
12.4	关键原则	82
12.5	适应证	83
12.6	禁忌证	83
12.7	术前准备	83
12.8	操作技巧	83
12.9	要点与心得	85
12.10	注意事项	85

12.11　并发症 85
12.12　术后护理 85

第三部分　眼前段手术

第 13 章　儿童白内障手术 …………………… **89**
Sylvia H. Yoo

13.1　目的 89
13.2　益处 89
13.3　预期目标 89
13.4　关键原则 89
13.5　适应证 90
13.6　禁忌证 90
13.7　术前准备 91
13.8　操作技巧 92
　13.8.1　白内障摘除不伴人工晶状体植入 92
　13.8.2　白内障摘除联合人工晶状体植入 94
　13.8.3　二期人工晶状体植入 95
13.9　要点与心得 96
13.10　注意事项 96
13.11　并发症 96
13.12　术后护理 97

第 14 章　角膜胶原交联治疗圆锥角膜 ……… **99**
Maanasa Indaram

14.1　目的 99
14.2　益处 99
14.3　预期目标 99
14.4　关键原则 100
14.5　适应证 100
14.6　禁忌证 100
14.7　术前准备 100
14.8　操作技巧 100
　14.8.1　麻醉和准备 100
　14.8.2　酒精辅助角膜上皮刮除 100
　14.8.3　核黄素预处理 101
　14.8.4　长波紫外线照射 101

14.9　要点与心得 102
14.10　并发症 102
14.11　注意事项 102
14.12　术后护理与预期 103

第四部分　小儿青光眼手术

第 15 章　房角切开术 ………………………… **107**
Helen H. Yeung

15.1　目的 107
15.2　益处 107
15.3　预期目标 107
15.4　关键原则 107
15.5　适应证 107
15.6　禁忌证 108
15.7　术前准备 108
15.8　操作技巧 108
　15.8.1　全身麻醉下检查 108
　15.8.2　房角切开术 108
15.9　要点与心得 109
15.10　注意事项 109
15.11　并发症 109
15.12　术后护理 110
15.13　致谢 110

第 16 章　小梁切开术 ………………………… **111**
Helen H. Yeung

16.1　目的 111
16.2　益处 111
16.3　预期目标 111
16.4　关键原则 111
16.5　适应证 111
16.6　术前准备 111
16.7　操作技巧 112
16.8　要点与心得 113
16.9　注意事项 113
16.10　并发症 113
16.11　术后护理 113
16.12　致谢 113

第五部分　早产儿视网膜病变的治疗

第 17 章　激光治疗早产儿视网膜病变 ········ 117
Shilpa J. Desai, Michelle C. Liang

17.1　目的 117
17.2　益处 117
17.3　预期目标 117
17.4　关键原则 117
17.5　适应证 117
17.6　禁忌证 118
17.7　术前准备 118
17.8　操作技巧 119
17.9　要点与心得 120
17.10　注意事项 120
17.11　并发症 120
17.12　术后护理 121

第 18 章　抗 VEGF 治疗早产儿视网膜病变 122
Michelle C. Liang, Shilpa J. Desai

18.1　目的 122
18.2　益处 122
18.3　预期目标 123
18.4　关键原则 123
18.5　适应证 123
18.6　禁忌证 123

18.7　术前准备 123
18.8　操作技巧 123
18.9　要点与心得 124
18.10　注意事项 126
18.11　并发症 126
18.12　术后护理 126

第六部分　麻醉下检查

第 19 章　麻醉下检查的准备 ····················· 131
Sylvia H. Yoo

19.1　目的 131
19.2　益处 131
19.3　预期目标 131
19.4　关键原则和术前准备 131
19.5　适应证 131
19.6　禁忌证 131
19.7　操作技巧 131
19.8　要点与心得 132
19.9　注意事项 132
19.10　并发症 132
19.11　术后护理 132

索引 ················· 133

第一部分

斜视手术

第 1 章　斜视手术准备　　　　　　　　　　3

第 2 章　斜视手术相关解剖　　　　　　　 11

第 3 章　斜视手术的结膜切口　　　　　　 16

第 4 章　直肌手术　　　　　　　　　　　 20

第 5 章　可调整缝线术　　　　　　　　　 34

第 6 章　下斜肌手术　　　　　　　　　　 41

第 7 章　上斜肌手术　　　　　　　　　　 49

第 8 章　再次手术　　　　　　　　　　　 57

第 9 章　斜视的特殊术式　　　　　　　　 60

第 10 章　肉毒杆菌毒素注射治疗斜视 67

I

第 1 章　斜视手术准备

Sylvia H. Yoo

摘要

斜视会阻碍婴幼儿视功能的正常发育，最终导致融合功能不足，严重者还会发生弱视。此外，斜视还会影响生活质量，随着年龄增长，影响愈为明显。矫正屈光异常和治疗弱视可使部分患儿的斜视得以改善，进而无须手术治疗，但仍有部分患儿尽管接受了非手术治疗，或因伴有其他病因，斜视无好转，甚至加重或进展。若斜视呈恒定性，或虽呈间歇性，但控制差且斜视度大于 10~12 PD，这些患儿都可从斜视手术中获益。手术不仅可以改善眼位，还为双眼融合功能的正常发育或维持提供机会。年幼患儿由于偏斜眼产生抑制，很少出现复视；大龄患儿如果斜视加重或新近发生斜视，则可出现复视。

斜视术前评估包括知觉和运动功能的全面检查，在此基础上明确诊断、制订合理的治疗计划（包括手术和非手术治疗）。如果决定手术治疗，那么应与患儿及其家属就手术目的和风险进行沟通。术中患儿的体位、术者的坐位、麻醉医生的配合、合适的仪器设备以及缝线等是确保手术顺利的关键。

本书第一部分涵盖了小儿眼科可能出现的所有斜视手术类型。本章主要介绍斜视手术的目的、益处、预期目标、适应证、禁忌证、并发症和术后护理等。不同类型斜视手术的具体内容将在后续章节详细阐述。

关键词：知觉和运动功能检查，生活质量，麻醉，体位，术前准备，手术器械

1.1　目的

- 斜视手术的理想结果是患儿经合理的屈光矫正后，在所有注视方向都为正位，融合和立体视功能得以正常发育和维持。然而并非所有患儿都能获得这样的结果。
- 由此可见，斜视手术的目的是改善眼位。即使术后部分患儿残留小度数斜视，若能形成单眼注视综合征，也可促使粗略融合功能的发育并维持远期眼位的稳定。
- 改善异常头位有时是斜视手术的主要目的。
- 伴有复视者需消除复视。

1.2　益处

- 对于非手术治疗不能改善眼位的患儿，手术是一种有效的治疗方法。
- 观察也是替代斜视手术的另一种选择，但在视觉发育早期，观察无法为融合功能的正常发育或维持提供机会。
- 与成人斜视常导致复视不同，年幼的斜视患儿因抑制不会发生复视，很少采用三棱镜治疗。
- 儿童斜视术后的眼位改善多能保持长期稳定，斜视手术的收益风险比颇佳。
- 与肉毒杆菌毒素注射治疗斜视相比，手术的预后更少取决于术前的融合功能。肉毒杆菌毒素注射治疗后斜视复发的患儿，通常采用手术治疗。但肉毒杆菌毒素注射治疗有其自身优势，有时可以替代斜视手术，详见第10章。

1.3　预期目标

- 手术操作安全、有效。
- 眼位改善。
- 部分患儿的立体视功能改善。
- 肌肉及结膜愈合良好。

1.4　关键原则

- 采用不同的方法减弱、加强或移位眼外肌，改善眼位。
- 应用恰当的手术技巧，最大程度地减少出血和瘢痕，促进创面良好愈合，降低二次手术（如果需要）的难度。

1.5　适应证

儿童时期斜视手术的指征：

- 斜视导致视觉发育异常。手术通过建立或重建双眼融合、去除弱视的危险因素[1]，为年幼患儿提供正常视觉发育的机会。
- 由于影响人际交往、交流沟通和自尊，斜视导致生活质量下降[2]。
- Duane眼球后退综合征或其他颅神经异常支配综合征、中间带不在正前方的眼球震颤[3]以及颅神经麻痹等导致的异常头位。
- 双眼复视。

1.6　禁忌证

- 多次斜视手术对多数患儿而言是安全的，但需注意下列风险：
  - 一眼曾行两条或以上直肌离断，注意眼前段缺血的风险。眼前段缺血的体征包括结膜充血、角膜水肿、虹膜炎、虹膜萎缩、瞳孔异形、虹膜后粘连和晶状体混浊加重。
  - 多次手术但斜视仍明显，再次手术可能弊大于利，可以考虑观察或其他治疗。眼眶影像学检查对部分病例具有一定价值。例

如，广泛瘢痕所致的限制因素或伴有眼外肌异常的颅神经异常支配都会影响再次手术的疗效。
- 对于全身麻醉风险高的患儿，应与儿科、麻醉科以及患儿家属共同讨论、沟通后再做决定。如果患儿同时合并其他疾病也需手术，则应尽量一并完成，以免患儿经受多次全身麻醉。
- 如果患儿家属对手术期望不切实际，则需多加沟通，必要时提出备选方案供其选择。

1.7　术前准备

详细询问斜视的相关病史，包括发病情况（先天或后天发生）、斜视出现频次、注视偏好以及任何明显的异常头位。大龄儿童和青少年可能会主诉复视。此外，需询问完整的既往史（包括患儿的出生和发育史）以及斜视和弱视家族史。若家属提及亲戚中有弱视者，应嘱其详细说明。

斜视评估需要全面的眼科检查，尤其是知觉和运动功能检查。立体视和融合功能检查应在需要遮盖眼的检查之前完成，比如视力检查和遮盖试验。如果发现弱视，首先应矫正屈光异常和（或）遮盖治疗。斜视手术有时在改善眼位的同时也有助于弱视治疗[1]。

检查时首先大体观察患儿眼位，然后三棱镜遮盖试验检查显性斜视的度数，继而使用三棱镜交替遮盖试验检查看远时各诊断眼位、看近时原在位和（或）稍向下方注视时的斜视度[4]。检查中如果发现A、V征也应记录，这多半与斜肌功能亢进有关。如果存在垂直旋转斜视，还需测量头向左、右肩倾斜时的斜视度。三棱镜耐受试验或延长的遮盖试验（prolonged cover testing）可以最大程度地打破融合，暴露更多隐性斜视。配合困难的患儿和婴幼儿，采用看近、原在位的遮盖试验或角膜映光法（联合或不联合三棱镜）来估算斜视度。大龄儿童能够配合较为复杂的检查，如果存在垂直斜视、主诉旋转复视，可使用双Maddox杆或Lancaster屏评估旋转。此外，疑有异常视网膜对应的大龄儿童术后早期可能出现复视（通常会逐渐消失），术前可

用三棱镜预测术后早期可能出现的复视类型，以帮助患儿建立合理的手术预期。

随后，行双眼和单眼运动检查，判断眼球在极转眼位时水平直肌和垂直旋转肌有无亢进或不足。全身麻醉后手术开始前需做被动牵拉试验，判断是否存在限制因素导致的斜视，根据检查结果制订最终的手术计划。在诊室检查时，还需观察患儿的头位。异常头位可由非共同性斜视引起，比如 Duane 眼球后退综合征或其他颅神经异常支配综合征、颅神经部分或完全麻痹、中间带不在正前方的眼球震颤，甚至部分儿童屈光不正也会导致异常头位。此外，还需进行睫状肌麻痹验光、散瞳眼底检查。如果有明显屈光不正，应在手术前戴镜矫正。

若检查提示斜视可能由全身或神经系统异常所致，则应与儿科医生沟通协作，进一步完善影像学和血液检查。

1.8　手术设计

斜视的手术设计和手术本身都是医学艺术的体现。虽然部分病例的处理简单明了，但是多数病例可有多种有效的治疗选择。采用何种手术方式取决于术前、术中的检查以及术者的经验。

后续章节将详细介绍减弱、加强和移位眼外肌的各种方法。既往有眼部手术史或外伤史的患儿，可能不必行眼外肌手术，通过切除和松解眼外肌周围的瘢痕及粘连即可解决限制因素导致的斜视。

1.9　围手术期要点与心得

1.9.1　麻醉

儿童斜视手术（包括操作简单或术时短暂的手术）都需要全身麻醉。术前应与麻醉医生就可能存在的问题充分沟通，包括急性上呼吸道感染、恶性高热家族史以及最佳的术前禁食方案[5]。儿童生活专家（child life specialists）可以帮助患儿做好手术前准备。家属会关心麻醉药物对年幼患儿的神经毒性。家属可以放心的是，早期发现麻醉药物有安全隐患源自超大剂量麻醉药物的动物试验，尽管目前麻醉药物对儿童发育的影响尚不清楚，但近期的人

体研究结果证明麻醉药物是安全的[5]。此外，绝大多数斜视手术的麻醉时间短暂，其安全性高于长时间或反复多次麻醉。

大多数患儿麻醉可使用喉罩（LMA）通气。伴有慢性疾病和综合征的患儿发生麻醉相关并发症的风险有所增加，包括困难气道、先天性心脏病引起的血流动力学不稳定和代谢异常等。对于这些患儿和小婴儿，气管插管麻醉更为安全[5]。喉罩或气管插管的尾端应远离手术区，尽量平放于患儿的下颌部和胸部，确保手术单平整，减少脱管的风险。尽管丙泊酚很少引起术后恶心，但斜视手术本身会诱发术后恶心。术者应与麻醉医生协调，在围手术期使用药物（包括酮咯酸、地塞米松、昂丹司琼和对乙酰氨基酚）以减轻术后疼痛及恶心。术中牵拉眼外肌尤其直肌时，手术医生应告知麻醉医生，做好眼心反射引起心率变化的准备。如果术中发现患儿出现 Bell 征（即眼球上翻）或意外动弹，或当一眼手术完成后拟行另一眼手术时，应告知麻醉医生可能需要追加麻醉药量，保障手术效率及患儿安全。

1.9.2　体位

带头枕的眼科手术床可以为术者、助手和患儿提供最佳的位置。患儿头顶应与手术床头枕的顶端齐平，颈部稍过伸以便术者操作[6]。术中麻醉医生可以通过旋转手术床从患儿侧面而非头侧监测患儿。麻醉完成、消毒铺单前，术者可以翻开患儿双眼上睑粗略评估眼位。

水平直肌手术时，术者坐于患儿头部的侧面，助手正对术者而坐。术者坐于水平直肌止端对侧时，手术视野最佳。例如，左眼外直肌手术，术者坐于患儿头部的右侧[7]。但也有术者可在患儿头部任一侧顺利进行水平直肌手术。对于眼球上方附着的眼外肌，术者应面向患儿头部坐于术眼同侧。对于眼球下方附着的眼外肌，术者应坐于床头。对于垂直旋转肌，助手应面向术眼，与术者呈 90° 而坐。助手的双手和前臂应在术者的操作范围以外，例如将前臂置于患儿头顶附近、术者手部下方（图1.1）。手术器械托盘的位置取决于术者偏好，可将其置于患儿身体上方，也可置于床头。

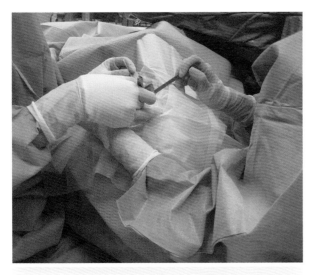

图 1.1　助手的双手和前臂应在术者操作范围以外，可将其前臂置于患儿头顶附近、术者手部下方。本图中，术者坐于左侧，助手坐于右侧

1.9.3　消毒和铺单

进入手术室前需标记手术部位。5% 聚维酮碘消毒眉部、眼睑、鼻梁和上方面颊部，轻轻擦去多余聚维酮碘后待其干燥，以便杀菌消毒和后续粘贴手术洞巾。需要注意的是，睑缘和睫毛容易聚集油脂、碎屑和细菌，故在术眼结膜囊内也应滴入数滴聚维酮碘。碘过敏者采用稀释的 0.01%~0.02% 次氯酸溶液消毒。氯己定溶液不能用于眼内及眼周消毒。随后在眼内滴入 1 滴 2.5% 去氧肾上腺素以收

缩血管。临床有多种铺单方法，其原则是确保手术区域无菌和术野充分暴露。其中一种方法是：采用一块无菌巾覆盖患儿的呼吸管道，以防去除巾单时不慎造成脱管；采用一块小手术单覆盖患儿额部及头部、一块大手术单覆盖患儿下半面部及身体；然后在上述巾单表面再铺一张不带孔透明塑料巾单，铺单同时使用无菌棉签张开眼睑，使塑料巾单的矩形黏性区域将睫毛粘住（图 1.2a）。术者也可根据自身偏好和医院或手术室的实际情况采用其他不同的铺巾方法。例如，图 1.2b 采用的是在无菌巾和一块大 U 形巾上再覆盖一张塑料洞巾。不带孔的塑料巾单需用钝性剪刀打开，张开剪刀的尖端在近内眦处划开一缺口（图 1.3），然后自该缺口向颞侧延伸剪开塑料膜以便置入开睑器，小心操作以防损伤睫毛及皮肤。如果计划双眼手术，需打开双眼的塑料巾单，以便双眼行被动牵拉试验并做对比。两眼比较评估对斜肌手术尤其重要。然后，用无菌贴纸将对侧眼的塑料巾单重新黏合，以确保睫毛固定于巾单下并保持角膜湿润。一眼手术完成后，提起粘贴在该眼的塑料巾单以闭合眼睑，移去另一眼的无菌贴纸并置入开睑器手术。

1.9.4　器械和耗材

表 1.1 为斜视手术中推荐使用的缝线、器械、药品及其用途。推荐的手术器械套包见图 1.4。斜

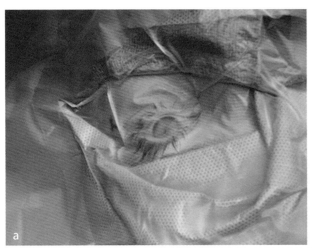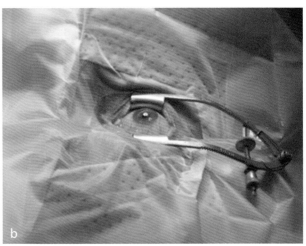

图 1.2　（a）斜视手术的一种铺巾方法：在覆盖患儿头面部及身体的手术单上再铺一张不带孔透明塑料巾单，铺单同时使用无菌棉签张开眼睑，将睫毛置于术野之外。（b）另一种方法：在无菌巾和 U 形巾上覆盖一张透明塑料洞巾，采用叶片式开睑器将睫毛置于术野之外

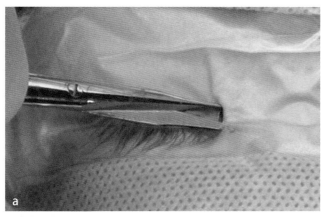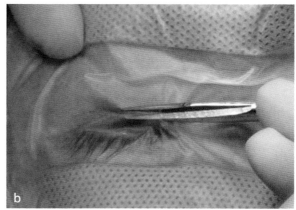

图 1.3 （a）近内眦处用钝性剪刀在塑料洞巾上划一缺口，（b）向颞侧延伸剪开

表 1.1　斜视手术中推荐使用的缝线、器械、药品及其用途

缝线、器械、药品	用途
6-0 双针聚乳酸羟基乙酸缝线	可吸收缝线，用于重新将肌肉固定于巩膜
6-0 双针聚酯纤维缝线	• 不可吸收缝线，用于直肌大量后徙及下直肌后徙，避免愈合中肌肉无法附着于巩膜 • 调整缝线时用作牵引缝线 • 上斜肌缝线延长术及上斜肌折叠术 • 眼外肌后固定手术
6-0 或 7-0 快速吸收或铬肠线	缝合结膜切口，也可使用 8-0 聚乳酸羟基乙酸缝线
Stevens 斜视钩	2 把小斜视钩，用于眼外肌的初始勾取，也用于暴露术野
Jameson 斜视钩	2 把钩头有球形突起的大斜视钩，用于牢固勾取眼外肌以及直肌截除术
Guyton 斜视钩	用于牢固勾取眼外肌，保持结膜小切口不被撕裂
Wright 带槽斜视钩，左或右式带槽	可以降低缝合肌肉时穿通巩膜的风险，尤其适用于挛缩紧张的肌肉。肌肉缝合完成后，为获得更多的空间以便离断肌肉，可将 Wright 斜视钩换为 Guyton 斜视钩或 Jameson 斜视钩
Gass 斜视钩	钩头带孔，协助 4-0 丝线勾取肌肉（4-0 丝线也可用作牵引缝线）
Manson 双头斜视钩	用于更好地暴露术野
有齿镊	3 把 0.3 mm 或 0.5 mm 的 Castroviejo 镊，用于被动牵拉试验、夹持结膜及巩膜。使用前检查镊子的尖端，确保齿部结构正常，能够牢固地夹持组织
带锁有齿镊	2 把 0.5 mm 的 Castroviejo 锁镊，固定眼球同时充分暴露术野，减少对助手的要求
双极电凝镊或手持电凝笔	用于离断肌肉后的断端止血，肌肉切除前、下斜肌部分肌腱切除时止血。双极电凝的能量设置因机器而异，但一般可选 4 作为初始能量。需要注意的是，当手持电凝的尖端发红时说明其热度很高，最好待红色消退后使用
用于结膜的无齿镊	用于结膜的轻柔操作
Hartman 直蚊式钳	用于切断直肌前、下斜肌离断和部分切除前的钳夹止血
Bulldog 小弹簧夹	用于夹取缝线，使其远离术野
带锁弧形显微持针器	3 把持针器，用于夹持针线

表 1.1（续）

缝线、器械、药品	用途
不带锁弧形显微持针器	部分术者偏好使用不带锁持针器在板层巩膜中进针，原因是斜视手术用针都自带缝线，针的尾部被锻造成特殊形状以和缝线相连，被锻造过的针尾（swaged end）虽然并不锋利，但若带锁持针器在快速进针时未能及时解锁，也可能会被推入眼内
钝性 Westcott 剪	用于结膜及结缔组织的钝性或锐性分离。对于直肌离断，部分术者习惯使用 Aebli 角膜剪（根据剪刀头弯曲的方向分为左弯和右弯）
Stevens 剪	可用其钝性尖端在塑料巾单上划开缺口
开睑器	适合患者、大小合适的钢丝或叶片式开睑器
小 Desmarres 拉钩或 Conway 拉钩	用于上直肌、下直肌、斜肌手术时暴露深部组织
可塑性带状拉钩	用于后固定缝线时暴露深部组织
Castroviejo 卡尺	用于测量后徙或缩短的量
直尺	用于卡尺校准
Scott 弯尺	用于测量大量后徙及后固定的量
虹膜铲	用于直肌折叠
Bishop 肌腱折叠器	用于折叠上斜肌
平衡盐溶液及冲洗套管	用于维持角膜湿润，也可使用无菌眼膏或湿润的海绵

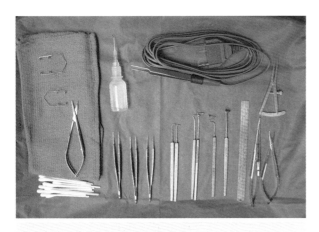

图 1.4　推荐的斜视手术器械套包

视手术通常使用放大率为 1.5~2.5 倍的手术放大镜，术者使用时需根据视野和工作距离调整头和颈部的位置。术中还需调整头灯以确保术眼和肌肉的亮度。头灯可以更好地将光线向深部投射，这对垂直旋转肌的手术非常有帮助，此外，头灯也可在术后调整缝线时使用。

1.10　注意事项

- 避免引起出血和瘢痕形成的过多操作。
- 避免术中损伤角膜。
- 穹窿结膜切口的位置不当：
  - 可能影响手术肌肉的勾取。
  - 切口应位于肌锥外、脂肪垫的前方。
  - 术毕结膜切口关闭不佳，肌肉缝线外露影响愈合。
- 避免结膜切口撕裂，儿童较老年人少见。
- 避免斜视钩劈开手术肌肉。
- 避免缝线套扎肌肉的位置距其离断或切除处过近或过远。
- 缝针反复在板层巩膜中穿行，不仅增加巩膜穿孔的风险，还影响肌肉新附着处组织的完整性。

1.11　并发症

术前谈话需强调斜视手术的主要风险是欠矫和

过矫，有时需二次手术。欠矫和过矫可以在术后不久发生，也可能在术后数年发生。此外，还需告知患儿及其家属的其他风险[8]包括：

- 术后早期复视，原在位复视较侧方复视更早消失。
- 缝线过敏、上皮包涵囊肿或肉芽肿，多数患儿局部使用皮质类固醇后好转，若无好转则可能需要手术切除。
- 过多瘢痕形成或脂肪粘连综合征。
- 感染：
  - 眶隔前或眶内蜂窝织炎，需要全身抗生素治疗。
  - 眼内炎是斜视手术的罕见并发症，需要高度警惕，请玻璃体视网膜专家协助早期评估和治疗。
- 肌肉滑脱或丢失，需手术复位。
- 眼前段缺血，特别是一眼有 2~3 条及以上直肌离断时。
- 固定肌肉时进针过深导致巩膜穿孔：
  - 如果术中怀疑穿孔，需散大瞳孔检查眼底，评估是否发生视网膜裂孔。一旦出现裂孔，则需行视网膜裂孔冷凝术，冷凝术后患儿的疼痛感可能较一般斜视术后患儿明显。
  - 也可能发生视网膜脱离，一旦发生，应立即转诊至玻璃体视网膜医生处评估和治疗。
  - 眼内炎也是眼球穿孔的并发症之一。
- 手术错误，包括眼别和肌肉做错，以及后徒与截除的术式错误。
- 全身麻醉风险，包括恶心和呕吐。无全身系统性疾病的患儿很少出现更为严重的麻醉风险。

1.12　术后护理与预期

- 对多数患儿而言，斜视是门诊手术，无须住院观察。
- 术后 1~2 周眼红有所改善，但数周后才能完全消失。
- 术后早期可有结痂、少量分泌物以及血性泪

液，可用软巾擦拭干净。
- 活动限制：
  - 儿童多在术后 1 周内恢复正常活动，包括去托儿所或学校。尽管患儿术后揉眼难以避免，仍需嘱咐儿童不揉眼，更应避免用力揉眼损伤眼球，过多用力揉眼可能会引起更多不适。
  - 青少年术后 1 周内应避免参加日常活动，包括去学校。此外，应避免剧烈运动及 10 lb（1 lb=0.45 kg）以上负重。
  - 盆浴或淋浴是安全的，但应避免眼内进水。术后 1 周内避免游泳。
- 应告知家属术后是否需要继续戴镜和（或）弱视治疗。
- 术后无须眼垫或保护眼罩。
- 术后 1~2 周局部使用含抗生素和皮质类固醇的复方眼液或眼膏。
- 免疫功能异常的患儿术前全身使用抗生素或术中静脉滴注抗生素预防感染。
- 非处方类止痛药效果颇佳，比如对乙酰氨基酚和布洛芬。如果疼痛加重，应告知手术医生。与后徒术和初次手术相比，截除术和二次手术可能会引起更多不适。出院后患儿很少需要使用阿片类药物，注意避免使用可待因和氢可酮，因为这两种药物是代谢多变的前药。如果有需要，给予严格控制用量的羟考酮更为合适[5]。
- 首次复查为术后 1~2 周，再次复查为术后 2~3 个月以评估最终眼位。
- 如果有突发意外事件，需提前复诊或增加复诊频次。需书面告知患儿家属可能出现的、需要及时复诊的临床表现，包括：伴眼球运动异常的眼位突然改变、伴眼红或眼睑肿胀的眼部疼痛加剧、视力变化。

参考文献

[1] LAM G C, REPKA M X, GUYTON D L. Timing of amblyopia therapy relative to strabismus surgery. Ophthalmology, 1993, 100 (12): 1751-1756.
[2] NELSON B A, GUNTON K B, LASKER J N, et al. The psychosocial aspects of strabismus in teenagers and

adults and the impact of surgical correction. J AAPOS, 2008, 12(1): 72-76.

[3] MITCHELL P R, WHEELER M B, PARKS M M. Kestenbaum surgical procedure for torticollis secondary to congenital nystagmus. J Pediatr Ophthalmol Strabismus, 1987, 24(2): 87-93.

[4] MEHTA A. Chief complaint, history and physical examination // ROSENBAUM A L, SANTIAGO A P. Clinical strabismus management: principles and surgical techniques. Philadelphia: Saunders Company, 1999: 3-21.

[5] WALDSCHMIDT B, GORDON N. Anesthesia for pediatric ophthalmologic surgery. J AAPOS, 2019, 23(3): 127-131.

[6] WRIGHT K W. Color atlas of strabismus surgery: strategies and techniques. 3rd ed. New York: Springer, 2007.

[7] DEL MONTE M A, ARCHER S M. Atlas of pediatric ophthalmology and strabismus surgery. New York: Churchill Livingstone, 1993.

[8] WAN M J, HUNTER D G. Complications of strabismus surgery: incidence and risk factors. Semin Ophthalmol, 2014, 29(5-6): 421-428.

第 2 章　斜视手术相关解剖

Sylvia H. Yoo

摘要

　　了解直肌和斜肌的解剖结构及其毗邻关系是成功实施斜视手术的基础，这对于伴有解剖变异的先天性异常或再次手术的患儿尤为重要。

　　关键词：直肌、斜肌、Tillaux 螺旋、Tenon 囊、睫状前动脉、涡静脉

2.1　直肌和斜肌

　　眼球运动由 6 条眼外肌控制：内直肌和外直肌、上直肌和下直肌、上斜肌和下斜肌（图 2.1）。4 条直肌均起始于包绕视神经孔和部分眶上裂鼻侧的 Zinn 总腱环。6 条眼外肌都附着于球壁，与肌肉伴行的睫状前动脉在结膜下较肌肉本身更易识别。

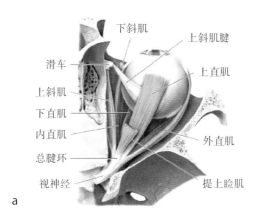

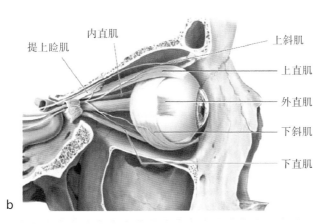

图 2.1　6 条眼外肌的起点及止点上面观（a）、侧面观（b）（经授权图片引自：SCHÜNKE M, SCHULTE E, SCHUMACHER U. Thieme atlas of anatomy: head, neck and neuroanatomy. 2nd ed. Stuttgart: Thieme, 2016.）

4 条直肌止端与角膜缘的距离各不相同，通过这些止端画一条连续的线，则呈一条螺旋形曲线，称为 Tillaux 螺旋（图 2.2）。相邻肌止端之间距离约 7 mm，肌止端略呈弧形，其中点距角膜缘最近[1]。肌止端的后部可见由眼外肌发出的少量纤维组织，称为足板状附着（foot plates）。水平直肌的功能相对简单，其作用是内转和外转；而垂直旋转肌因其走行在原在位与视轴呈夹角，故其功能更为复杂。对垂直旋转肌不同作用关系的理解有助于制订垂直和旋转斜视的手术计划。各条眼外肌的详细解剖和功能特点，参见表 2.1 和表 2.2。

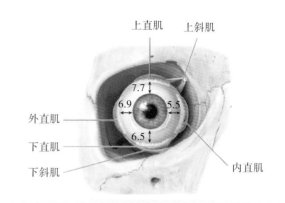

图 2.2　4 条直肌止端形成 Tillaux 螺旋，内直肌止端距角膜缘最近，上直肌止端距角膜缘最远（图中所示为右眼，单位为 mm）（经授权图片引自：SCHÜNKE M, SCHULTE E, SCHUMACHER U. Thieme atlas of anatomy: head, neck and neuroanatomy. 2nd ed. Stuttgart: Thieme, 2016.）

表 2.1　眼外肌的解剖：起点、止端、长宽和接触弧

肌肉	起点	止端	长宽	接触弧 /mm
内直肌	总腱环，视神经孔内下方	距角膜缘 5.5 mm	肌腹长 40.8 mm 肌腱长 3.7~4.5 mm，宽 10.3 mm	6~7
下直肌	总腱环，视神经孔下方	距角膜缘 6.5 mm	肌腹长 40 mm 肌腱长 5.5~7 mm，宽 9.8 mm	6.5~7
外直肌	总腱环，横跨眶上裂	距角膜缘 6.9 mm	肌腹长 40.6 mm 肌腱长 7~8 mm，宽 9.2 mm	10~12
上直肌	总腱环，视神经孔外上方，提上睑肌起点的下方	距角膜缘 7.7 mm	肌腹长 41.8 mm 肌腱长 5.8 mm，宽 10.6 mm	6.5
上斜肌	视神经孔内上方，近提上睑肌起点 功能起点为滑车，位于由额骨构成的眼眶内上方眶缘	肌腹达滑车前渐变为肌腱，穿过滑车后在上直肌下方向颞后方走行，在上直肌鼻侧止点内侧 2 mm、后 5 mm 处穿出 Tenon 囊，并于角膜缘后 12~13 mm 处呈扇形附着于眼球赤道后的颞上象限。肌止端与上直肌外侧缘平行，且其前部纤维呈圆弧形	肌腹长 32~40 mm 肌腱长 20~26 mm，宽 10~18 mm，自滑车向上直肌鼻侧走行时类似条索状，而后呈扇形附着于巩膜	8~12
下斜肌	眶缘后、泪囊窝外下方的上颌骨，可能部分起自泪囊筋膜	眼球后部颞下象限、近黄斑区 10% 的下斜肌有两条肌腹	肌腹长 37 mm，宽 9.6 mm 肌腱极少	15

资料引自：GLASGOW B J. Anatomy of the human eye: mission for vision.（2005-10-19）[2019-11-01]. http://www.images. missionforvisionusa.org/anatomy/2005/10/eye-anatomy-human.html.

LUEDER G T, ARCHER S M, HEREDRW, et al. Basic and clinical science course: pediatric ophthalmology and strabismus. San Francisco: American Academy of Ophthalmology, 2014.

表 2.2 眼外肌的解剖：血液供应、神经支配、毗邻关系和作用

肌肉	血液供应	神经支配	毗邻关系	作用
内直肌	眼动脉的内 / 下肌支供血，发出 2 条睫状前动脉	动眼神经下支支配，该支从内直肌球面的中、后 1/3 处进入	与斜肌之间无筋膜附着 在其肌止端后 12 mm 处穿出 Tenon 囊	内转
下直肌	眼动脉的内 / 下肌支和眶下动脉供血，发出 2 条睫状前动脉	动眼神经下支支配，该支从下直肌球面的中、后 1/3 处进入	下直肌肌鞘于止端后 15~18 mm 处发出筋膜组织附着于下眼睑 下斜肌和下直肌的肌鞘互相融合形成 Lockwood 韧带，睑囊筋膜（开大下睑的主要结构）自此韧带延伸，与下直肌伴行后附着于下睑板 鼻下和颞下涡静脉分别位于下直肌两侧	主要作用：下转（眼球外转位时，仅有下转作用） 次要作用：外旋和内转 此外，协同开大下睑
外直肌	泪腺动脉和（或）眼动脉的上 / 外肌支供血，发出 1 条睫状前动脉（可能有变异）	展神经支配，该神经在外直肌球面中央稍后处进入	在下斜肌止端与下斜肌相连	外转
上直肌	眼动脉的上 / 外肌支供血，发出 2 条睫状前动脉	动眼神经上支支配，该支从上直肌球面的中、后 1/3 处进入	上直肌与提上睑肌通过筋膜连接 与下方的上斜肌肌腱相连 鼻上和颞上涡静脉分别位于上直肌两侧	主要作用：上转（眼球外转位时，仅有上转作用） 次要作用：内旋和内转 此外，协同提起上睑
上斜肌	眼动脉的上 / 外肌支供血	滑车神经支配，该神经在上斜肌肌腹后 1/3 外上方进入	上斜肌肌腱滑车复合体：滑车为 U 形的纤维软骨管，上斜肌肌腱和纤维血管鞘穿过套管样滑车 上斜肌解剖变异大，通常上斜肌止端的前部位于上直肌颞侧止点后 3~5 mm 处，止端的后部位于上直肌止点后 13~14 mm 处，整个止端宽约 11 mm 颞上方涡静脉近上斜肌止端的后部	主要作用：内旋（主要由前 1/3 肌腱产生） 次要作用：下转（由后 2/3 肌腱产生，眼球内转位时，仅有下转作用）和外转（由后 2/3 肌腱产生）

表 2.2（续）

肌肉	血液供应	神经支配	毗邻关系	作用
下斜肌	眼动脉下 / 内肌支和眶下动脉供血	动眼神经下支支配，该支在下斜肌的后上方、止点鼻侧约 15 mm 处进入下斜肌的神经血管束	下斜肌在其起点处与眶底骨膜相连，向颞侧走行时被眶脂包绕，并与眶底分离，其后为外直肌和 Tenon 囊所覆 下斜肌与下直肌的肌鞘融合形成 Lockwood 韧带，此韧带可作为下斜肌减弱术后下斜肌的功能止点。 下斜肌前转位后，神经纤维血管束可成为功能起点 颞下方涡静脉环行于下斜肌后部肌腹边缘	主要作用：外旋 次要作用：上转（眼球内转位时，仅有上转作用）和外转

资料引自：GLASGOW B J. Anatomy of the human eye: mission for vision.（2005-10-19）[2019-11-01]. http://www.images.missionforvisionusa.org/anatomy/2005/10/eye-anatomy-human.html.
LUEDER G T, ARCHER S M, HEREDRW, et al. Basic and clinical science course: pediatric ophthalmology and strabismus. San Francisco: American Academy of Ophthalmology, 2014.

2.2　结膜和巩膜

斜视手术制作结膜切口时应注意结膜的解剖标志。鼻侧切口应尽量避开半月皱襞，以免产生过多瘢痕、出血和疼痛[2]。儿童常见的结膜滤泡可能影响半月皱襞的识别。由于泪阜位于鼻侧更远处，其损伤的可能性较小，但在大量内直肌缩短术后泪阜的位置可能会发生变化。下方穹隆结膜距角膜缘约 10 mm 处可见一凸起的黄色区域，内为肌锥外脂肪，切勿破坏。

直肌附着点后约 0.3 mm 处巩膜最薄。术中所见肌止端后（或既往行直肌后徙术患儿的原肌止端后）的灰色区域，就是最薄弱的巩膜区。

2.3　结膜下筋膜组织

Tenon 囊覆盖整个巩膜，向后与视神经鞘融合，向前在角膜缘后 1~3 mm 处与结膜和巩膜融为一体。眼外肌需从 Tenon 囊穿出（约在角膜缘后 10 mm）才能附着于巩膜表面[3]。此外，直肌移位术的效果受限于其穿出 Tenon 囊的位置，因为肌肉穿出 Tenon 囊之前的路径并未发生明显改变。Tenon 囊可将肌锥外脂肪与巩膜、眼外肌隔开。

每条直肌都被肌鞘包围，术中应分离肌鞘以暴露肌腱和肌肉，确保缝线缝合在肌肉上。此外，包含弹性纤维和肌肉组织的 pulley 系统环绕直肌，不仅可以稳定肌肉的走形及位置，也可能起到肌肉功能起点的作用[4]。前部 pulley 系统由肌间膜和翼状韧带（check ligaments，位于肌鞘和前部 Tenon 囊之间）组成，术中分离眼外肌时可以暴露。

2.4　血管结构

通常每眼有 7 条睫状前动脉为眼前段供血，其中，除外直肌仅 1 条外，其他直肌均有 2 条睫状前动脉。睫状前动脉通常位于肌肉的边缘，在眼外肌表面（肌鞘内）清晰可见，外直肌的睫状前动脉位于其下缘。睫状前动脉发出分支形成血管丛，并在肌肉止端伸入巩膜表面形成表层巩膜血管丛，因此在肌止端附近暴露巩膜时容易出血。睫状前动脉一经破坏很少能再通，但随着时间推移，可能会形成侧支循环。尽管如此，仍然存在眼前段缺血的风险。

4 条涡静脉在角膜缘后约 16 mm 处穿出巩膜。涡静脉与垂直直肌及斜肌毗邻，垂直旋转肌手术尤其分离眼外肌的后部时容易损伤涡静脉。

参考文献

[1] GLASGOW B J. Anatomy of the human eye: mission for vision. (2005-10-19)[2019-11-01]. http://www.images.missionforvisionusa.org/anatomy/2005/10/eye-anatomy-human.html.

[2] WRIGHT K W. Color atlas of strabismus surgery: strategies and techniques. 3rd ed. New York: Springer, 2007.

[3] DEL MONTE M A, ARCHER S M. Atlas of pediatric ophthalmology and strabismus surgery. New York: Churchill Livingstone, 1993.

[4] DEMER J L. Mechanics of the orbita. Dev Ophthalmol, 2007, 40: 132-157.

第 3 章　斜视手术的结膜切口

Sylvia H. Yoo

摘要

斜视手术的穹窿结膜切口和角膜缘结膜切口已经取代 Swan 切口。

本章所介绍的斜视手术多采用穹窿结膜切口，角膜缘结膜切口也有提及。

关键词：穹窿结膜切口，角膜缘结膜切口，Tenon 囊

3.1　目的

结膜切口的位置恰当、对合良好，最大程度减少斜视术后的不适感和结膜瘢痕形成。

3.2　益处

角膜缘结膜切口对直肌及其周围组织的暴露更为充分，特别适用于再次手术或复杂斜视，尤其当助手不熟练时更易操作。然而，位置恰当的穹窿结膜切口有以下优点：

- 切口和结膜瘢痕可被上、下眼睑遮盖。
- 切口多不需要缝合，手术时间和患儿不适感相应减少，但以下情况需要缝合：
  - 切口撕裂或延至角膜缘。
  - 患儿有潜在的免疫功能异常。
  - 切口未能充分覆盖手术肌肉和肌肉缝线。
  - 术者习惯。
- 穹窿结膜切口如果需要缝合，由于缝线远离角膜缘，其引起的不适和异物感明显小于角膜缘结膜切口。

- 避免在直肌止端前方形成结膜和 Tenon 囊的瘢痕，从而减少对外观的影响和再次手术的难度。
- 一个切口可行多条眼外肌手术：
  - 鼻下穹窿结膜切口可以完成内直肌和下直肌的操作。
  - 颞下穹窿结膜切口可以完成外直肌、下直肌，以及下斜肌的操作。
  - 下方结膜切口通常用于水平直肌手术。
  - 鼻上结膜切口可以完成内直肌、上直肌，以及上斜肌鼻侧肌腱的操作。
  - 颞上结膜切口可以完成外直肌、上直肌，以及上斜肌颞侧肌腱及其止端的操作。
  - 斜肌手术应采用穹窿结膜切口。
- 放射状穹窿结膜切口愈合所形成的瘢痕小。若需更大范围的暴露或担心结膜撕裂，则可使用圆弧形穹窿结膜切口，但该切口愈合后形成的瘢痕略为明显。
- 带锁有齿镊可以在固定眼球同时暴露术野，若无熟练的助手，使用带锁有齿镊有利于经穹窿结膜切口的斜视手术顺利进行。
- 角膜缘处球结膜有助于维持眼前段供血，而穹窿结膜切口不损伤角膜缘处结膜血管，可能会降低眼前段缺血的风险[1]。

3.3　预期目标

- 术毕结膜可以覆盖眼外肌及其缝线。
- 除瘢痕明显的再次手术者，术后患儿几无不适。

3.4　关键原则

- 穹窿结膜切口应位于拟勾取眼外肌的邻近象限。
- 角膜缘结膜切口需要缝合，但可能会引起更多不适（缝线刺激）和增加角膜小凹（Dellen）形成的风险。

3.5　适应证

- 穹窿结膜切口适用于大多数儿童斜视手术。
- 若直肌表面的结膜瘢痕引起限制，可采用角膜缘结膜切口行结膜后徙术。

3.6　禁忌证

多次斜视手术导致广泛瘢痕，或既往眼部手术放置眼外植入物，如巩膜扣带或青光眼引流阀，可能需行角膜缘结膜切口，以更好地暴露手术肌肉和周围组织。

3.7　术前准备

根据拟手术的肌肉和既往眼部手术史，决定结膜切口的类型和位置。

3.8　操作技巧

3.8.1　穹窿结膜切口

穹窿结膜切口实际上位于直肌之间的球结膜，但隐藏于穹窿内。在结膜、Tenon 囊和巩膜之间形成的瘢痕较少，减少了再次手术的困难。

1. 放置开睑器，用 0.3 mm 有齿镊夹住切口所在象限的角膜缘，并转动眼球以暴露。
2. 检查所暴露的结膜，确保其下方无直肌。距角膜缘后 6~8 mm，用两把有齿镊呈圆弧形夹起球结膜，以便做放射状结膜切口（图 3.1a）。若做与睑缘平行的圆弧形穹窿结膜切口，可以用一把或两把镊子夹起结膜。
3. 将钝性 Westcott 剪伸入两把有齿镊之间，剪刀头触及眼球壁后将结膜剪开（图 3.1b）。若未能暴露巩膜，再次用镊子抓取结膜下 Tenon 囊再做切口，该切口最好与结膜切口呈 90°。
4. 将 Westcott 剪的双刃闭合并伸入切口内，钝性分离肌间隙以暴露更多巩膜。操作时剪刀双刃的凹面应朝向眼球，退出剪刀时应保持双刃打开（图 3.2）。

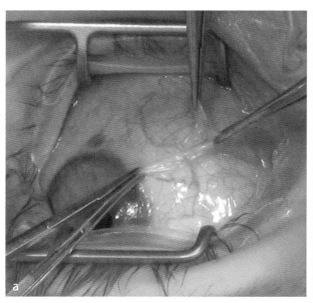 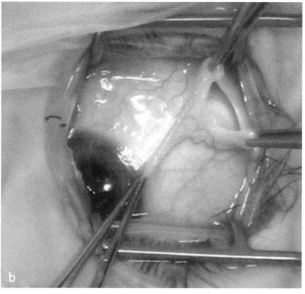

图 3.1 （a）用镊子夹起颞下方结膜，以便 Westcott 剪放射状剪开结膜。（b）颞下象限的放射状穹窿结膜切口

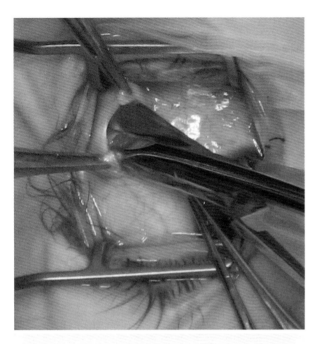

图 3.2 Westcott 剪钝性分离肌间隙以暴露巩膜，注意剪刀双刃的凹面应朝向眼球

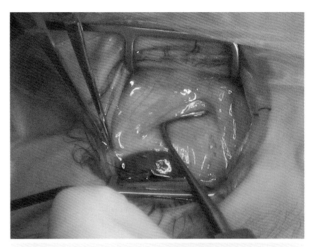

图 3.3 镊子固定眼球，斜视钩推压切口将其关闭

5. 术毕穹窿结膜切口多无须缝合，可用以下方法对合结膜：对于下方切口，可用有齿镊夹住 6 点钟角膜缘，并用 Stevens 斜视钩推压切口将其关闭（图 3.3）。

3.8.2 角膜缘结膜切口

1. 放置开睑器，用 0.3 mm 有齿镊夹住拟手术肌肉止端前的角膜缘，转动眼球使其远离该肌肉。
2. 用钝性 Westcott 剪在拟手术直肌邻近象限做放射状结膜切口，切口近端达角膜缘。
3. 接着，距角膜缘后 1~2 mm 做环形结膜切口。
4. 若需更多暴露，可在拟手术直肌邻近的另一象限再做一放射状减张切口（图 3.4）。
5. 用 Westcott 剪钝性分离 Tenon 囊，暴露直肌邻近的巩膜，注意避免损伤肌肉。
6. 术毕用 8-0 或 9-0 聚乳酸羟基乙酸缝线缝合角膜缘后环形切口的两端，尽可能将线结埋入切口内。若放射状切口闭合不佳，则间断缝合。

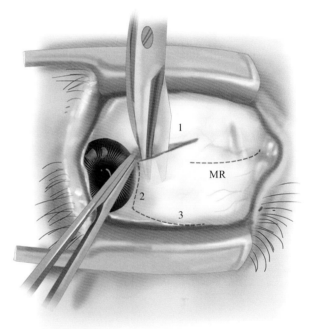

图 3.4 内直肌（MR）手术所做的鼻侧角膜缘结膜切口，由角膜缘后 1~2 mm 环形切口和两个放射状减张切口组成

7. 微创斜视手术（MISS）需使用显微镜做多个小的结膜切口，学习曲线长。MISS 的切口应靠近手术肌肉、远离角膜缘并垂直于眼外肌止端，切口大小取决于眼外肌后徙或切除的量。术中若需更好的暴露，可将切口转变为角膜缘结膜切口[2]。

3.9　要点与心得

- 有齿镊固定眼球时，应将其垂直于眼球表面，以便牢固夹住结膜和表层巩膜组织。
- 穹窿结膜切口的位置不宜太靠前，以确保切口可被眼睑覆盖，但也不宜过后，尤其是鼻下和颞下切口，以免眶前部脂肪暴露。
- 穹窿结膜切口若需缝合，则首先用镊子将切口对齐，间断缝合 1~3 针，注意将针先从切口巩膜面穿过，以便将线结和线尾埋于切口内（图 3.5）。笔者通常使用 6-0 或 7-0 快速吸收线或铬肠线缝合穹窿结膜切口，其术后炎症反应、刺激症状较聚乳酸羟基乙酸缝线更轻[3]。
- 术毕若 Tenon 囊从结膜切口脱出或未能被眼睑覆盖，应做适当修剪。
- 做角膜缘结膜切口时，可先用细标记笔标记角膜缘后环形切口的两端，以便缝合关闭切口。
- 关闭角膜缘结膜切口时，缝线应先穿过结膜瓣，然后再穿过近角膜缘的结膜和表层巩膜，以便牢固关闭切口。

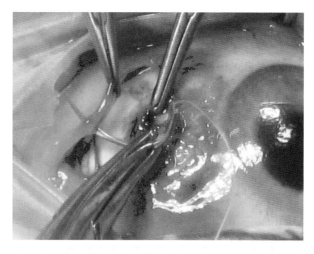

图 3.5　穹窿切口若需缝合，将针先从切口巩膜面穿过，以便将线结埋于切口内

- 结膜囊肿形成，局部使用皮质类固醇、观察后多可消退，但也有部分病例需要手术切除。
- 角膜缘结膜切口或角膜缘附近有明显的球结膜水肿或结膜堆积（特别是直肌大量截除术后），则有形成角膜小凹的风险。加强局部润滑治疗，角膜小凹通常会随结膜愈合而逐步消退。

3.10　注意事项

- 鼻侧穹窿切口应确保不累及半月皱襞和泪阜，以免产生过多的出血和瘢痕。颞侧结膜切口若延伸至外眦可导致睑球粘连。
- Swan 切口是与直肌止端平行的结膜切口，其发生出血和肌肉意外离断的风险更大，结膜、肌肉止端及肌肉之间形成的瘢痕也更多，故已被穹窿结膜切口和角膜缘结膜切口取代[4]。

3.12　术后护理

若结膜切口需缝合，抗生素和皮质类固醇的复方眼膏（而非眼液）可以改善可能发生的不适或异物感。

参考文献

[1] FISHMAN P H, REPKA M X, GREEN W R, et al. A primate model of anterior segment ischemia after strabismus surgery: the role of the conjunctival circulation. Ophthalmology, 1990, 97(4): 456-461.

[2] MOJON D S. Review: minimally invasive strabismus surgery. Eye(Lond), 2015, 29(2): 225-233.

[3] SRIDHAR J, KASI S, PAUL J, et al. A prospective, randomized trial comparing plain gut to polyglactin 910 (Vicryl) sutures for sclerotomy closure after 23-gauge pars plana vitrectomy. Retina, 2018, 38(6): 1216-1219.

[4] WRIGHT K W. Color atlas of strabismus surgery: strategies and techniques. 3rd ed. New York: Springer, 2007.

3.11　并发症

- Tenon 囊暴露，但多可随切口愈合逐步消退，如果患儿配合程度好也可在诊室内将其剪除。

第 4 章　直肌手术

Sylvia H. Yoo

摘要

　　直肌后徙术和截除术是儿童时期最常使用的斜视手术方式，多见于内、外斜视的水平直肌手术。根据术前评估和手术适应证，选择单眼或双眼手术。此外，本章还讨论了垂直直肌手术的注意事项。关于调整缝线技术、肌肉转位术、部分肌腱手术和再次手术的内容，将在后续章节详述。

关 键 词：内直肌、外直肌、上直肌、下直肌、直肌后徙术、直肌悬吊术、直肌截除术、直肌折叠术、内斜视、外斜视、AV 型斜视、上斜视、Duane 眼球后退综合征、异常头位、眼球震颤

4.1　目的

　　除第 1 章 1.1 介绍的斜视手术目的外，直肌手术目的还包括：

- 间歇性外斜视术后早期看远过矫 8~10 PD 可能有利于提高长期眼位的改善率。但不同研究的结果不一，手术预后可能多取决于患儿的知觉功能 [1]。
- Duane 眼球后退综合征、其他颅神经异常支配综合征和颅神经麻痹等引起的非共同性斜视，直肌手术可以改善原在位眼位和（或）异常头位。
- 对于中间带不在原在位的眼球震颤，Anderson-Kestenbaum 术式 [2] 可以改善异常头位。
- 垂直分离性斜视如果下斜肌不亢进或被动牵拉试验未发现下斜肌紧张，可以通过上直肌后徙术改善。

4.2　益处

- 屈光矫正和弱视治疗可以改善调节性内斜视和间歇性外斜视的融合控制力。但对恒定性斜视或眼位控制较差的患儿而言，手术是改善眼位的有效手段。融合功能不佳的患儿，手术较肉毒杆菌毒素注射可能更为有效。
- 直肌后徙术可以直接将眼外肌缝至巩膜新止端，也可以重新固定于原肌止端处采用悬吊后徙术：
  - 悬吊术适用于直肌的超常量后徙，尤其上直肌。上直肌大量后徙，缝合巩膜时可能会影响上斜肌肌腱 [3]。
  - 缺乏经验的术者，包括实习医生，可能更愿意采用悬吊术，因为原肌止端容易暴露，从而减少眼球穿孔的风险。
  - 但悬吊术可能由于眼外肌发生中央部后退（central sag），实际后徙量偏大，此外，悬吊术也会增加形成拉伸瘢痕（stretch scar）的风险，最终导致斜视复发 [4]。
- 直肌折叠术是肌肉小量截除术的替代术式，因未离断眼外肌，睫状前血管得以保留 [5]。

4.3　预期目标

　　由于异常视网膜对应、早期过矫或手术引起的非共同性，术后早期可能发生短暂性复视。

4.4　关键原则

- 后徙术可以减弱直肌，截除术或折叠术可以拉紧直肌，通过上述术式可以改善水平和垂直斜视的眼位。
- 截除术是拉紧肌肉而非加强肌肉力量，肌肉大量截除可能导致眼球运动受限，但有些病例需要通过限制眼球运动改善症状。
- 儿童行双眼手术时，双眼后徙术通常在截除术前进行，手术设计取决于视远和视近的斜视度以及单眼和双眼运动的情况。单眼手术，如退 - 截术，在临床工作中也时有应用。

4.5　适应证

- 多种斜视可以通过直肌手术矫正，包括：
  - 共同性水平斜视，包括部分调节性内斜视、非调节性内斜视、婴儿型内斜视或外斜视、间歇性外斜视。
  - 知觉性内斜视和外斜视，建议单眼手术。
  - 垂直分离性斜视（DVD）。
  - 先天性颅神经异常支配综合征，包括Duane 眼球后退综合征和单眼上转不足。
  - 动眼神经（第三对颅神经）麻痹。
  - 外展神经（第六对颅神经）麻痹。
  - 限制性斜视。
- 中间带不在原在位的眼球震颤导致异常头位。

4.6　禁忌证

对一眼曾行 2~3 条直肌手术的患儿，制订后续斜视手术时机和方案时，需要考虑眼前段缺血的风险。

4.7　术前准备

术前应进行如第 1 章 1.7 所介绍的眼球知觉和运动功能的全面检查。手术设计需要考虑斜视度、是否伴有弱视（多选择弱视眼手术）、AV 征以及术前麻醉状态下的被动牵拉试验结果（特别是疑有限制因素的患儿）。

- 不伴斜肌亢进的 AV 型斜视，水平直肌手术时将其止端垂直移位。但单眼退 - 截术并不主张采用此方法，因为融合功能正常的患儿可能会出现旋转复视，只有融合功能不佳的患儿才考虑使用[6]。我们可以采用 "M-A-L-E" 帮助记忆水平直肌垂直移位的方向。比如，V 型斜视，若行双眼内直肌（M）手术，需将其向下移位 [朝向 "V" 的尖端（Apex）]；若行双眼外直肌（L）手术，需将其向上移位 [朝向 "V" 的开口（Empty space）]。理解其原理将有助于记忆 AV 型斜视中水平直肌垂直移位的方向（图 4.1）[3]。对于 V 型外斜视，当外直肌后徙并上移后，眼球上转时，外直肌的后徙量较原在位有所增加，从而可以矫正上转时更大的外斜度。具体操作时，无须改变根据原在位水平斜视度确定的直肌后徙或截除量，但水平直肌需垂直移位 1/2 至全肌腱宽度，具体移位量取决于上、下方注视时的斜视度差值。此外，也可以做精确至毫米的定量移位。
- 动眼神经不全麻痹等引起的小度数垂直斜视也可以通过水平直肌垂直移位解决。比如，水平直肌向上移位可以有效提升低位眼。水平直肌垂直移位 1 mm 约矫正 1 PD 垂直斜视，垂直移位最多矫正 10 PD。
- Duane 眼球后退综合征应避免受累眼行直肌截除术，因其可能加重眼球运动受限和眼球后退。若眼球后退明显，无论是否伴上、下射，都可以选择内、外直肌同时后徙。为了明显改善伴内斜视的 Duane 眼球后退综合征的眼位和头位，可以大量后徙内直肌。术前必须行被动牵拉试验。
- 垂直分离性斜视（DVD）是双眼发病的，但其程度常不一。因此，多需双眼手术，除非患儿存在明显注视偏好而无法交替注视（多由一眼视力显著低下引起）。否则，不对称 DVD 若行单眼手术，可能会使未手术眼 DVD 进一步暴露，以致需要再次手术。

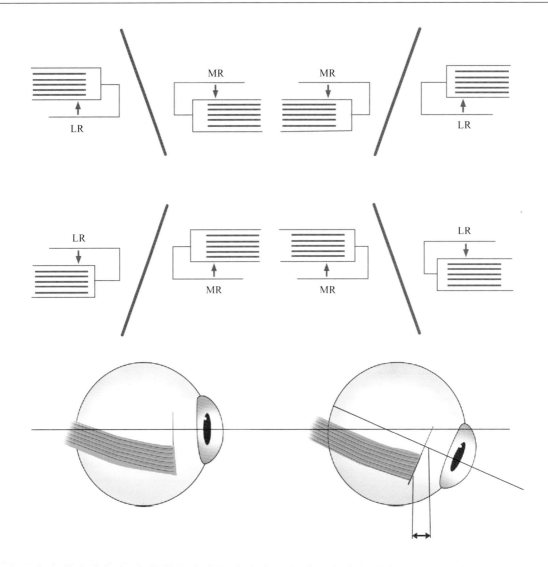

图 4.1　水平直肌垂直移位治疗 AV 型水平斜视。LR：外直肌；MR：内直肌

4.8　操作技巧

　　根据术前检查结果，推荐的水平直肌手术量表见表 4.1[7]。还有一些类似的其他量表，不同量表中对大角度斜视推荐的手术量差异较大，此外，量表对于再次手术、限制性和麻痹性斜视，以及神经异常支配综合征的可靠性也有所降低。对于垂直直肌手术，后退或截除 1 mm 约矫正 3 PD 垂直斜视，通常不宜超过 5 mm。但上直肌常需大量后徙才能有效改善 DVD（表 4.2）[8]。此外，对于中间带不在原在位的眼球震颤引起的面转，水平直肌的手术量表（即 Anderson-Kestenbaum 术式）见表 4.3[9]。该术式通常用于学龄期儿童或年龄更大的患儿。可

将内转眼视为内斜视，外转眼视为外斜视，根据水平斜视的手术方式确定后徙和截除的肌肉。水平直肌大量后徙或截除，尤其是截除，术后可导致眼球运动受限，但这正是该术式所要达到的效果。

　　若眼球震颤同时合并斜视，手术量应根据斜视度调整。测量此类患儿斜视度的方法：先于主导眼前放置三棱镜以消除面转，然后于非主导眼前放置三棱镜以测量其斜视度。

4.8.1　被动牵拉试验

　　行水平直肌被动牵拉试验时，使用一对 0.3 mm 或 0.5 mm 有齿镊夹住 12 点钟和 6 点钟处角膜缘（图 4.2）。操作时将眼球稍提起，避免直肌松弛使

表 4.1　水平直肌手术量表

斜视度（三棱镜度）/PD	内斜视			外斜视		
	双眼内直肌后退/mm	内直肌后退/mm	外直肌截除/mm	双眼外直肌后退/mm	外直肌后退/mm	内直肌截除/mm
15	3.0	3.0	4.0	4.0	4.0	3.0
20	3.5	3.5	5.0	5.0	5.0	4.0
25	4.0	4.0	6.0	6.0	6.0	5.0
30	4.5	4.5	7.0	7.0	7.0	6.0
35	5.0	5.0	8.0	7.5	7.5	6.5
40	5.5	5.5	9.0	8.0	8.0	7.0
50	6.0	6.0	10.0	9.0	9.0	7.5
60	6.25	6.25	11.0	10.0	10.0	8.0

资料引自：GUYTON D L. Strabismus: history, principles, surgical anatomy, surgical options and indications//GOTTSCH J D, STARK W J, GOLDBERG M F. Ophthalmic surgery. 5th ed. London: Arnold, 1999: 64−72.

说明：大于 50~60 PD 的水平斜视最好选择 3 或 4 条直肌手术（可从此表中推断手术量），以降低肌肉大量后退或截除引起运动受限的风险。

表 4.2　垂直分离性斜视的上直肌手术量表

斜视度（三棱镜度）/PD	双眼上直肌后退/mm
<10	6.0
10~15	8.0
15~20	9.0
>20	10.0

资料引自：ROSENBAUM A L, SANTIAGO A P. Clinical strabismus management: principles and surgical techniques. Philadelphia: Saunders Company, 1999.

表 4.3　眼球震颤引起面转的水平直肌手术量表

手术方式	面转角度		
	20°	20°~45°	45°
面向右			
右眼内直肌后退	6.0 mm	6.5 mm	7.0 mm
右眼外直肌截除	9.5 mm	10.5 mm	11.25 mm
左眼内直肌截除	7.25 mm	7.75 mm	8.5 mm
左眼外直肌后退	8.5 mm	9.0 mm	9.75 mm
面向左			
右眼内直肌截除	7.5 mm	7.75 mm	8.5 mm
右眼外直肌后退	8.5 mm	9.0 mm	9.75 mm
左眼内直肌后退	6.0 mm	6.5 mm	7.0 mm
左眼外直肌截除	9.5 mm	10.5 mm	11.25 mm

资料引自：CESTARI D M, HUNTER D G. Learning strabismus surgery: a case-based approach. Philadelphia: Lippincott Williams & Wilkins, 2013.

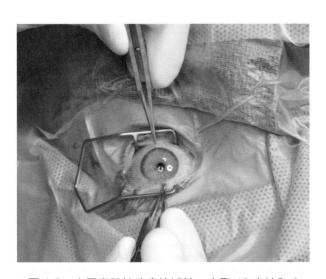

图 4.2　水平直肌被动牵拉试验，夹取 12 点钟和 6 点钟处角膜缘并轻提眼球

结果呈假阴性。随后内外转动眼球以评估内、外直肌的紧张程度。评估垂直直肌时，应夹住 3 点钟和 9 点钟处角膜缘。对于 AV 型斜视，需再行斜肌加强牵拉试验，具体方法见第 6 章 6.8.1。

按第 3 章 3.8.1 所述制作穹窿结膜切口，后续的直肌手术操作见下文。

4.8.2 分离肌肉

1. 用有齿镊夹住角膜缘以固定眼球，另两把有齿镊辅助打开结膜切口。采用 Stevens 斜视钩勾取直肌，勾取时钩柄应与肌止端近乎垂直（图 4.3a），术者应熟知肌止端与角膜缘的大致距离。确认肌肉勾取成功后，助手可松开固定角膜缘的有齿镊，同时暴露结膜切口。

2. 用 Jameson 斜视钩自 Stevens 斜视钩后、沿肌止端完整勾取肌肉，而后移去 Stevens 斜视钩（图 4.3b）。也可再用 Guyton 斜视钩以同样方式勾取肌肉，而后移去 Jameson 斜视钩。

3. 将 Guyton 斜视钩或 Jameson 斜视钩的头端顶起近角膜缘处结膜，以初步判断肌肉是否勾取完整。若未勾全，可用有齿镊将未勾取到的部分肌肉拉至斜视钩上。

4. 将 Guyton 斜视钩或 Jameson 斜视钩的头端稍向上抬起使肌肉移至斜视钩的弯角处，而后用 Stevens 斜视钩将覆盖在 Guyton 斜视钩或 Jameson 斜视钩表面的结膜拉离斜视钩头端。操作时应避免肌肉滑脱和结膜撕裂，同时确保后续剪开肌间膜时斜视钩头端无结膜覆盖，以免误剪结膜。

5. 用钝性 Westcott 剪在 Guyton 斜视钩或 Jameson 斜视钩头端的下方打开肌间膜（图 4.4a）。操作时助手应使用一个 Stevens 斜视钩将结膜拉离 Guyton 斜视钩或 Jameson 斜视钩

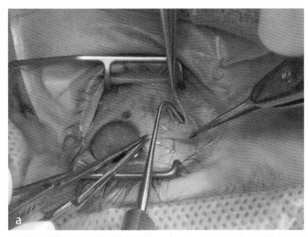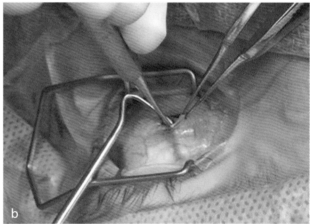

图 4.3 （a）先用 Stevens 斜视钩勾取肌肉，（b）然后用 Jameson 斜视钩

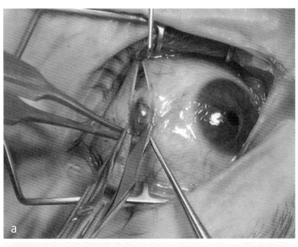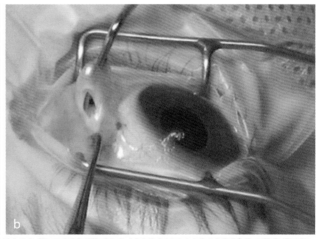

图 4.4 （a）在 Guyton 斜视钩头端的下方打开肌间膜，（b）而后从肌间膜切口中暴露 Guyton 斜视钩的头端

的头端。然后用闭合的 Westcott 剪刀头、Stevens 斜视钩或有齿镊从肌间膜切口中暴露 Guyton 斜视钩或 Jameson 斜视钩的头端（图 4.4b）。

6. 止点试验（pole test）判断眼外肌勾取是否完整。术者和助手各持一把 Stevens 斜视钩伸入肌间膜切口，斜视钩头端与巩膜表面保持垂直。一把斜视钩用于张开肌间膜切口，另一把斜视钩行止点试验，即将斜视钩头端从肌止点后方经肌止点滑至肌止点前方（图 4.5）。如果斜视钩在肌止点处受阻、不能顺利滑至肌止点前方，提示肌肉可能劈开。此时可用 Stevens 斜视钩将劈开的肌肉部分勾至 Guyton 斜视钩或 Jameson 斜视钩上，重复步骤 5 和止点试验。也可以对另一侧肌止点以同样方式行止点试验。

7. 助手用两把 Stevens 斜视钩勾起结膜以暴露肌肉、Tenon 囊和翼状韧带，而后用 Westcott 剪分别钝性、锐性分离翼状韧带（图 4.6），操作时应注意避免伤及肌肉。

8. 用 Stevens 斜视钩将覆盖在肌止端处结膜勾离肌止端。将 Guyton 斜视钩或 Jameson 斜视钩上的肌肉拉紧以暴露肌止端前方。用镊子夹住 Tenon 囊，Westcott 剪将其从巩膜表面钝性分离（图 4.7a）。若有需要，可以剪除肌肉与巩膜表面多余的 Tenon 囊（图 4.7b）。

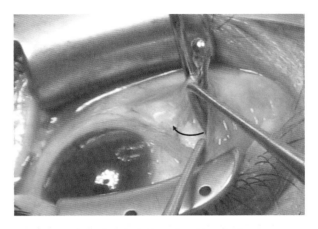

图 4.5 止点试验由术者和助手使用两把 Stevens 斜视钩完成，一把斜视钩用于暴露切口，另一把斜视钩的头端从肌止点后方经肌止点滑至肌止点前方（箭头方向）

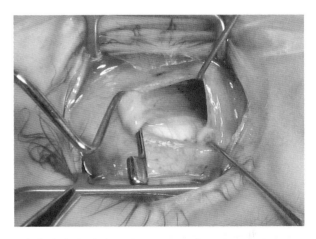

图 4.6 用两把 Stevens 斜视钩勾起结膜，使用 Westcott 剪将 Tenon 囊和翼状韧带与肌肉分离

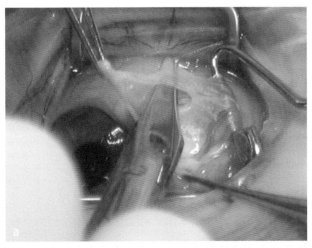
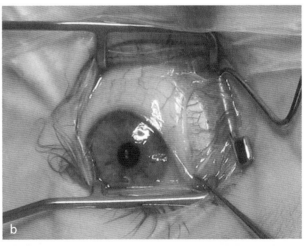

图 4.7 （a）用一把 Stevens 斜视钩将结膜拉开，同时用有齿镊和 Westcott 剪钝性分离肌止端前 Tenon 囊。（b）Tenon 囊分离后，巩膜和睫状前动脉清晰可见

9. 将肌止端中点附近的巩膜擦干并做标记（图 4.8）。若术前计划行水平直肌垂直移位，术者切勿忘记。

4.8.3　直肌后徙术

1. 直肌分离后，在其止端附近用 6-0 双针聚乳酸羟基乙酸缝线缝合肌肉中央 1/4 至 1/3 宽度的全层肌肉，而后打 2-1 方结（即第一个结绕 2 圈，第二个结绕 1 圈，两次打结方向交叉）。

2. 将缝线的两端分别从线结两侧穿入板层肌肉并从肌肉侧缘穿出（每侧穿行 1/3 至 1/2 肌肉宽度）（图 4.9），然后在肌肉两侧分别穿过 1/4 至 1/3 肌肉宽度的全层肌肉。将缝针穿过肌肉侧缘的线圈（图 4.10a）并拉紧（图 4.10b）。

3. 拇指和示指拉紧缝线两端，同时用示指和中指稳定 Guyton 斜视钩或 Jameson 斜视钩（图 4.11）。

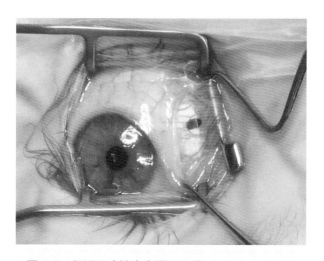

图 4.8　标记肌止端中点附近巩膜

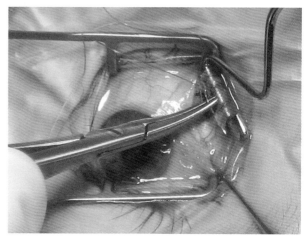

图 4.9　直肌后徙时，6-0 双针聚乳酸羟基乙酸缝线自肌止端附近穿入板层肌肉，并从肌肉侧缘穿出

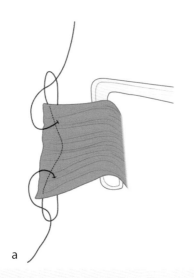

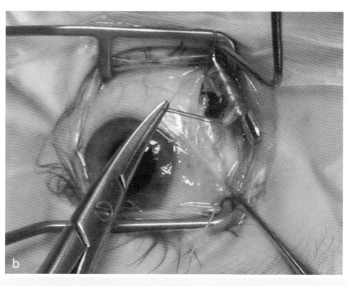

图 4.10　（a）首先穿入板层肌肉，然后于肌肉两侧穿过全层肌肉，最后将针穿过肌肉侧缘的线圈。（b）拉紧线圈与肌肉之间缝线后再拉紧缝线末端

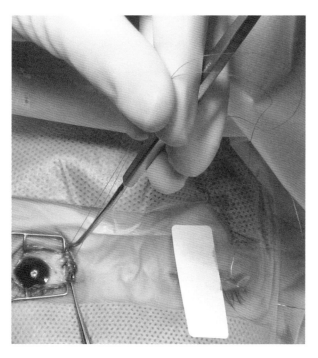

图 4.11　拉紧缝线并提起 Guyton 斜视钩或 Jameson 斜视钩

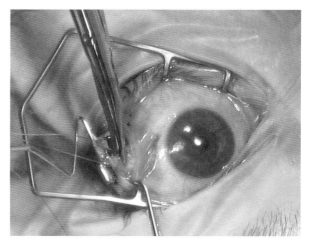

图 4.12　沿巩膜表面用 Westcott 剪分次离断肌肉，肌止端最好残留少许肌肉，注意避免剪断缝线

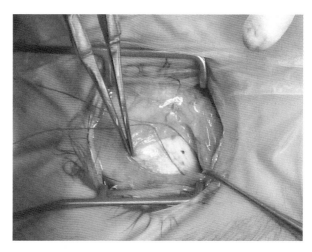

图 4.13　直肌后徙时，先用记号笔标记巩膜新附着点

4. 沿巩膜表面用钝性 Westcott 剪分次离断肌肉（图 4.12），肌止端最好留有少许肌肉残端以便固定，同时应避免剪断缝线。肌止端后可能有足板状附着组织（foot plates），应将其一并离断。然后松开缝线使肌肉后徙。

5. 用有齿镊夹住肌止端，棉签擦拭肌止端明确出血的血管。在肌止端及其稍前方轻度烧灼出血的血管，不建议在肌止端后方烧灼，因为此处巩膜较薄。操作时助手用 Stevens 斜视钩将结膜拉离肌止端。

6. 可将直肌固定于巩膜新附着点，或在原肌止端重新悬吊固定。

7. 若直接固定于巩膜新附着点，则根据计划的后徙量设置卡尺刻度（单位：mm），并用直尺核准。卡尺带旋钮的一侧尖端用记号笔标记：

　a) 用有齿镊夹住肌止端，卡尺未做标记的尖端置于肌止端的一侧，若需行水平直肌垂直移位，则应相应调整其位置。卡尺带标记的尖端朝向眼球后方，并垂直于肌止端。用棉签擦干并标记巩膜新附着点（图 4.13）。或者让助手一手用

Stevens 斜视钩拉开结膜，另一手用两把带锁有齿镊夹住肌止端，以更好暴露术野。

　b) 提起缝线确定肌肉两端及与其对应的线端，根据标记点选择相应侧缝线。持针器夹持缝针中部，有齿镊固定肌止端。必要时助手用 Stevens 斜视钩暴露巩膜面标记点，注意 Stevens 斜视钩应不影响术者操作。缝合时针尖与巩膜相切并略上翘，从标记点穿入板层巩膜，进针时应格外小心，确保透过巩膜可见缝针，但也不宜过浅（图 4.14）。出针方向朝向肌止端中点或与肌止端近垂直。

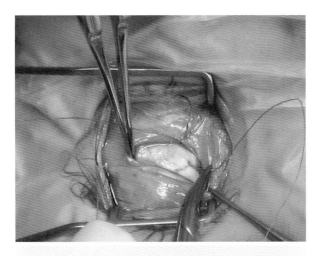

图 4.14 板层巩膜缝合以重新固定肌肉。注意持针器应夹持缝针的中部，进针时针尖略上翘且透过巩膜可见缝针

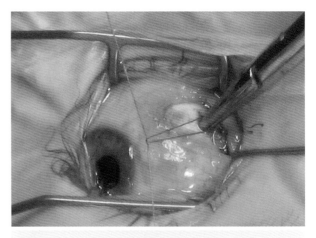

图 4.15 以 3-1-1 方结将肌肉固定于巩膜新附着点。完成第一个结后助手用持针器夹住线结，并于第二个结收紧时松开持针器以确保肌肉不发生移位

c) 重复上述操作固定肌肉另一端。必要时助手用 Stevens 斜视钩拉开结膜暴露术野。

d) 拉紧肌肉两端缝线，使肌肉贴附于巩膜新附着点，而后打 3-1-1 方结（即第一个结绕 3 圈，后两个结均绕 1 圈，3 次打结方向交叉）。若打结时肌肉有后退趋势，可在打完第一个结后让助手用持针器夹住线结，并于第二个结收紧时松开（图 4.15）。若筋膜组织带入线结内，则应在收紧线结前将其松解。

e) 用卡尺再次确认肌肉后徙量，同时检查肌肉中央部是否出现后退（central sag）。若存在中央部后退，可将一端缝线从肌肉中央部穿过全层肌肉（从肌肉巩膜面进针），然后再和另一端缝线打结，从而将肌肉的中央部分拉至与肌肉两端平齐。

8. 若行悬吊后徙术，则在原肌止端进针，步骤如下：

a) 首先提起缝线确定肌肉两端及与其对应的线端。持针器夹持缝针中部，有齿镊固定肌止端。针尖与巩膜表面相切并略上翘，自肌肉缝针同侧的肌止点穿入板层巩膜，若行水平直肌垂直移位，则相应调整进针点。操作时可在近肌肉残端的底部进入巩膜，而后小心地在板层巩膜中穿行，确保

透过巩膜可见缝针，但也不宜过浅。出针方向朝向肌止端中点或与肌止端垂直。

b) 重复上述操作固定肌肉另一端。必要时助手用 Stevens 斜视钩拉开结膜暴露术野。

c) 拉紧肌肉两端缝线，将肌肉重新拉至肌止端水平。用卡尺自肌止端开始沿缝线量取拟后徙的距离，而后用带锁持针器紧贴卡尺尖端的内侧夹住缝线（图 4.16），并于持针器上打 3-1-1 方结。

d) 松开持针器，固定肌止端，旋转眼球使肌肉后徙。必要时可用持针器向后拉紧缝线。最后用卡尺再次确认肌肉后徙量。

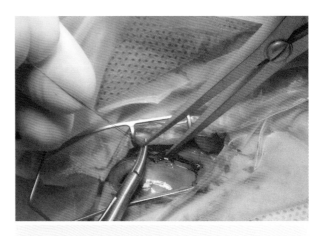

图 4.16 将肌肉拉至原肌止端，用卡尺自肌止端开始沿缝线量取后徙的距离，持针器紧贴卡尺尖端的内侧夹住缝线

4.8.4　直肌截除术

1. 用 Guyton 斜视钩勾取肌肉后，在对侧再置一把 Jameson 斜视钩以拉开肌肉（图 4.17）。根据拟定的截除量设置卡尺刻度，将卡尺带旋钮的尖端侧做好标记。而后将卡尺不带标记的尖端侧置于肌止端，用标记的尖端在肌肉上做多点标记（图 4.18）。

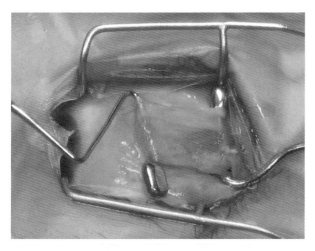

图 4.17　直肌截除时，Jameson 斜视钩和 Guyton 斜视钩相对放置，以拉开肌肉

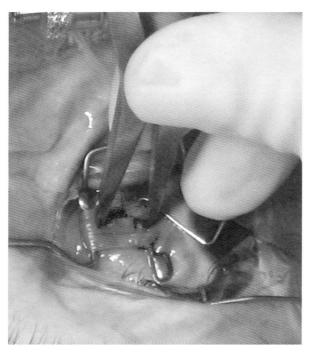

图 4.18　用卡尺带标记的尖端标记肌肉截除的位置

2. 用小的直血管钳夹紧标记处肌肉，再用双极电凝轻度烧灼，而后将电凝缓慢移开。

3. 在烧灼处理的肌肉标记点后方，以 6-0 双针聚乳酸羟基乙酸缝线缝合中央 1/4 至 1/3 肌肉宽度的全层肌肉，并打 2-1 方结。缝线不能距标记点太远，以免造成截除量偏大，但也不能太近，否则截除肌肉时有剪断缝线的风险，或收紧缝线时造成缝线从肌肉断端滑脱。

4. 将缝线的两端分别从线结两侧穿入板层肌肉并从肌肉侧缘穿出（每侧穿行 1/3 至 1/2 肌肉宽度），然后在肌肉两侧分别穿过 1/4 至 1/3 肌肉宽度的全层肌肉。将缝针穿过肌肉侧缘的线圈并拉紧（图 4.10）：

   a) 若行直肌折叠术，缝线套扎肌肉的操作同截除术，但不必钳夹或烧灼标记点处肌肉（图 4.19），以保留睫状前血管。

   b) 折叠术时缝针自肌止端两侧穿行板层巩膜（图 4.20），以 3-1-1 方结固定。具体如下：首先收紧缝线使后部肌肉前徙至附着点，同时用有齿镊夹住角膜缘将眼球转向肌肉方向。第一个结完成后，助手用持针器夹住线结，直至术者准备收紧第二个结时再松开。

5. 拇指和示指拉紧缝线，同时示指和中指夹住 Jameson 斜视钩。

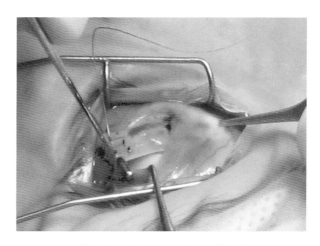

图 4.19　若行直肌折叠术，则不必钳夹或烧灼标记点处肌肉，在标记点后方缝合固定肌肉

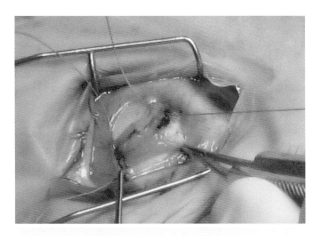

图 4.20　折叠术时缝针自肌止端两侧进入板层巩膜

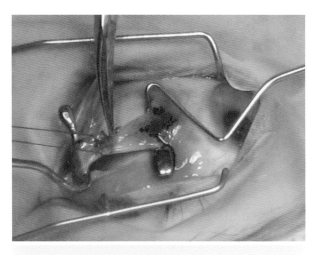

图 4.21　烧灼标记点处肌肉，缝线于标记点后方套扎肌肉。拉紧缝线并提起 Jameson 斜视钩，分次离断肌肉

6. 用钝性 Westcott 剪分次离断肌肉（图 4.21）。缝线不宜拉得过紧，以免肌肉完全离断时，张力过大造成缝线突然移位。

7. 松开缝线。

8. 用有齿镊夹住肌止端处肌肉，沿巩膜表面用 Westcott 剪分次离断肌肉，肌止端最好留有少许残端以便固定（图 4.22）。

9. 用有齿镊夹住肌止端，棉签擦拭肌止端确定出血的血管。在肌止端及其稍前方轻度烧灼出血的血管，应避免在肌止端的后方烧灼，因为此处巩膜较薄。

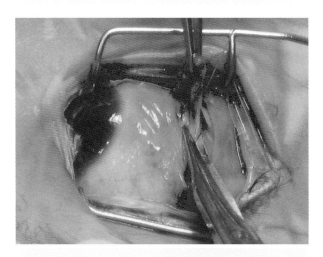

图 4.22　直肌离断后，用有齿镊夹住肌肉残端，沿巩膜表面用 Westcott 剪修剪肌肉残端

10. 提起缝线确定肌肉两端及与其对应的线端。持针器夹持缝针中部，有齿镊固定肌止端。针尖与巩膜表面相切并略上翘，自缝针同侧的肌止点穿入板层巩膜，若行水平直肌垂直移位，则相应调整进针点。操作时可在近肌肉残端的底部进入巩膜，而后小心地在板层巩膜中穿行，确保透过巩膜可见缝针，但也不宜过浅（图 4.23）。出针方向朝向肌止端中点或与肌止端垂直。

11. 重复上述操作固定肌肉另一端。必要时助手用 Stevens 斜视钩拉开结膜暴露术野。

12. 收紧缝线将肌肉拉至肌止端水平。操作时可用有齿镊夹住肌止端将眼球推向肌肉。

13. 以 3-1-1 方结固定肌肉。由于肌肉已部分截除，具有一定的张力，操作时助手应用

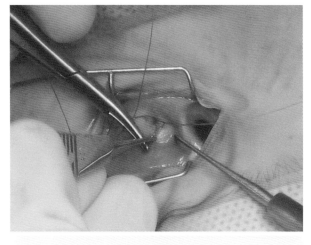

图 4.23　缝针穿过原肌止点处板层巩膜。应确保透过巩膜可见缝针，但也不宜过浅

持针器夹住第一个结，直至术者收紧第二个结时再松开，以免肌肉发生后退。若筋膜组织带入线结内，则应在收紧线结前将其松解。

14. 缝线打结后，检查肌肉中央部是否出现后退（central sag）。若存在中央部后退，可将一端缝线从肌肉中央部穿过全层肌肉（从肌肉巩膜面进针），然后再和另一端缝线打结（打结前将缝针穿过小段肌止端附近的板层巩膜），最后将肌肉的中央部分拉至与肌肉两侧平齐。

4.8.5　手术完成

1. 确认肌肉后徙或截除到位后剪断缝线，线结上应留有 2~3 mm 缝线，确保缝线既不上翘，也不易松开。
2. 按第 3 章 3.8.1 所述，关闭穹窿结膜切口。此切口一般不需缝合。

4.9　要点与心得

4.9.1　术前

- 既往斜视手术史或疑有眼球运动受限的患儿，术前必须做被动牵拉试验。术前对所有患儿行被动牵拉试验有助于术者熟悉正常被动牵拉试验的结果。
- 若行单眼退 - 截术，应先行后徙术，因为截除术可引起一定程度的眼球运动受限。
- 外直肌手术对看远斜视度的影响大于看近斜视度，内直肌手术对看近斜视度的影响大于看远斜视度。对于远、近斜视度不一的患儿，设计手术（无论单眼或双眼手术）时应考虑此点。
- 表 4.1 是水平直肌手术的基础量表，具体应用时不同个体颇有变异，术者可根据自身的手术技巧和经验做相应调整。例如，伴有侧方非共同性斜视患儿若行单眼手术，应根据肌肉的作用方向和侧方注视时斜视度设计手术方案，而非仅根据正前方的斜视度在量表中查找对应的手术数值。

4.9.2　斜视钩及手术镊的使用

- 术中助手用 Stevens 斜视钩拉开结膜和 Tenon 囊，以充分暴露眼外肌和巩膜。斜视钩应尽可能不要翘起。
- 对部分术者而言，使用带锁有齿镊可以减少对助手熟练程度的要求。
- 术者应熟知 Tillaux 螺旋。勾取外、下、上直肌时避免斜视钩位置过深，防止误勾斜肌。
- Guyton 斜视钩的优点是即便结膜切口很小，操作时也很容易将肌肉移至斜视钩的弯角处，从而便于将结膜拉离斜视钩头端。

4.9.3　肌肉套扎

- 儿童 Tenon 囊较为肥厚，操作时应避免将其带入肌肉或巩膜的针道。
- 使用带槽的 Wright 斜视钩可以使缝线套扎眼外肌更为安全，特别是紧张挛缩的肌肉。
- 套扎肌肉时，采用下列方法判断缝针是否位于板层肌肉内：操作时小心松开持针器并仔细观察缝针，若缝针位于肌肉板层内，则其位置稳定；若缝针穿过全层肌肉，则针尖会向巩膜表面倾斜，此时应重新做肌肉的板层缝合。
- 缝扎肌肉全层建议从肌肉巩膜面进针，由于进针方向并未朝向眼球，安全性更佳。操作时也可使用 Stevens 斜视钩将肌肉略上抬，以便为进针提供更多空间。此外，肌肉巩膜面进针的难易程度也取决于术者手的位置和持针方式（正手或反手）。
- 肌肉两侧缝线固定时，首先拉紧线圈与肌肉之间的缝线，然后再向肌肉垂直方向收紧缝线末端（图 4.10b）。

4.9.4　肌肉离断

- 钝性 Westcott 剪或 Aebli 角膜剪离断肌肉时应分次离断，确保每次离断时都能看到剪刀头的位置，以免误断缝线或伤及巩膜，尤其是紧张挛缩的肌肉，因其缝线拉紧时巩膜也会同时提起。

- 如果缝线套扎紧张挛缩的肌肉使用带槽的 Wright 斜视钩，后续肌肉离断时可换为 Guyton 斜视钩或 Jameson 斜视钩，以便操作空间更大。

4.9.5　肌肉再固定

- 巩膜新附着点表面应清洁干燥，以确保缝针穿行板层巩膜时视野良好。

- 针尖出巩膜时可垂直于巩膜将针轻拉出巩膜，以评估板层巩膜针道的牢固程度。但拉针时应避免过于用力，因为即便板层巩膜针道正常，过于用力也可能造成切割，导致需在稍偏离原缝合处重新行板层巩膜缝合。

- 部分术者偏好使用不带锁持针器以减少针尾穿透巩膜的风险。斜视手术中多用带针缝线，针尾部多需锻造成特殊形状以和缝线相连。锻造过的针尾（swaged end)虽不很锋利，但带锁持针器快速进针时若未能及时解锁，也可能穿透巩膜。

- 经巩膜针道拉紧缝线时，为避免邻近筋膜组织带入针道，可用 Stevens 斜视钩或手术镊将其拉开以远离缝线。若筋膜组织已带入针道，则将筋膜组织拉离针道再收紧缝线。

- 水平直肌垂直移位时，首先确定近原肌止端的肌肉断端位置，然后再确定远离原肌止端的另一肌肉断端位置（操作时以角膜缘为测量起点，而非原肌止端，特别是全肌腱宽度移位时）。

- 部分术者使用圣十字剑（crossed-swords）样的巩膜缝合方法以保持肌肉宽度不变，这种方法使肌肉缝线的两端更为靠近，便于后续打结，但该方法要求板层巩膜的针道相对较长，巩膜穿透的风险相应增加。本章介绍的是改良的巩膜缝合方法，即采用较短、朝向肌止端中点的针道或与肌止端垂直的平行针道，这样不仅方便术者操作，还使肌肉固定牢固。

- 对于内直肌大量后徙和下直肌后徙，由于愈合过程中肌肉可能与眼球附着不紧密，可以使用 6-0 双针聚酯纤维不可吸收缝线。若使用不可吸收缝线，肌肉的固定位置距原肌止端应不少于 4 mm，以减少缝线磨穿结膜的风险。

4.9.6　直肌后徙术

- 缝线套扎肌肉的位置应近肌止端，以免肌肉产生截除作用而导致实际后徙量偏小。操作时也应为离断肌肉留有空间，以免误断缝线。

- 部分术者套扎肌肉时不做肌肉中央部分的全层缝合和打结，特别在行直肌后徙术时，因为此时肌肉缺乏张力。虽然手术时间有所缩短，但可能会增加肌肉中央部后退的风险。此外，截除的肌肉处于紧张状态，笔者建议行直肌截除术时应将肌肉中央部分全层缝合并打结。

- 行悬吊后徙术时，首先将肌肉断端拉至原肌止端，再用卡尺经肌止端沿缝线量取拟定的后徙量，操作时需根据针道的特点适当调整测量值。考虑到巩膜针道多呈斜形，量取的缝线长度通常较拟后徙量增加约 0.75 mm。对于中、小量的悬吊后徙可采用另一种量取方法：首先后退肌肉并打第一个结，而后夹取肌止端向肌肉对侧牵拉眼球，调整肌肉断端位置直至拟后徙处时让助手用持针器夹住第一个结，再打第二、第三个结固定缝线。第二个结收紧时，助手即可松开持针器。

- 若术前被动牵拉试验证实直肌存在限制因素，则术中和术毕应再行被动牵拉试验，以明确限制因素是否完全解除。

4.9.7　直肌截除术和折叠术

- 对肌肉拟行离断部位烧灼应适当。烧灼过度可能使肌肉截除量扩大，也可能因肌肉变薄影响后续的肌肉缝合。

- 由于截除的肌肉张力较高，固定肌肉时应确保巩膜针道的深度足够，但仍需透过巩膜可见缝针。

- 直肌折叠术后理想情况下前部肌肉应与巩膜相贴。可用虹膜铲辅助将前部肌肉平铺于巩膜表面。

4.9.8　垂直直肌手术

- 如前所述，后徙的下直肌若不能牢固附着于眼球，术后发生过矫的风险较大，所以推荐使用 6-0 不可吸收缝线。使用不可吸收缝线时肌肉的固定位置距原肌止端应不少于 4 mm，以减少缝线磨穿结膜的风险。

- 行垂直直肌退截手术时，应用 Westcott 剪充分向后分离上、下直肌表面的筋膜组织，以防止术后睑裂变化，同时也应避免损伤涡静脉和斜肌。对于下直肌，其与下眼睑之间的筋膜联系应一直分离至肌止端后 15~18 mm。儿童患者垂直直肌术后发生睑裂变化的风险可能小于成年患者。

- 上直肌手术行肌间膜分离有损伤上斜肌肌腱的风险。上直肌截除或大量后徙时，需要分离上直肌和上斜肌之间的筋膜联系。

- 上、下直肌手术可以移去开睑器，改用小 Desmarres 拉钩或叶片式开睑器的一侧叶片，以更好地暴露术野。

4.10　注意事项

- 避免结膜撕裂或结膜裂口形成。
- 肌肉或巩膜表面钝性分离 Tenon 囊时，出血多或形成血肿。
- 避免勾取外、下和上直肌时误勾斜肌。
- 避免斜视钩将直肌劈开。
- 避免直肌离断或截除时，不慎剪断缝线。若肌肉已离断，重置缝线相对困难。
- 避免直肌固定后出现中央部后退。
- 避免睑裂变化，睑裂变化多见于垂直直肌手术。

4.11　并发症

详见第 1 章 1.11 有关斜视手术并发症的介绍。需要强调的是，如果单眼离断 2~3 条以上直肌，发生眼前段缺血的风险较大。

4.12　术后护理与预期

相关内容见第 1 章 1.12。

参考文献

[1] PINELES S L, DEITZ L W, VELEZ F G. Postoperative outcomes of patients initially overcorrected for intermittent exotropia. J AAPOS, 2011, 15(6): 527-531.

[2] CALHOUN J H, HARLEY R D. Surgery for abnormal head position in congenital nystagmus. Trans Am Ophthalmol Soc, 1973, 71: 70-83, 84-87.

[3] DEL MONTE M A, ARCHER S M. Atlas of pediatric ophthalmology and strabismus surgery. New York: Churchill Livingstone, 1993.

[4] WRIGHTK W. Color Atlas of strabismus surgery: strategies and techniques. 3rd ed. New York: Springer, 2007.

[5] OLTRAE Z, PINELESS L, DEMERJ L, et al. The effect of rectus muscle recession, resection and plication on anterior segment circulation in humans. Br J Ophthalmol, 2015, 99 (4): 556-560.

[6] SCOTT W E, DRUMMOND G T, KEECH R V. Vertical offsets of horizontal recti muscles in the management of A and V pattern strabismus. Aust N Z J Ophthalmol, 1989, 17(3): 281-288.

[7] GUYTON D L. Strabismus: history, principles, surgical anatomy, surgical options and indications// GOTTSCH J D, STARK W J, GOLDBERG M F. Ophthalmic Surgery. 5th ed. London: Arnold, 1999: 64-72.

[8] ROSENBAUM A L, SANTIAGO A P. Clinical strabismus management: principles and surgical techniques. Philadelphia: Saunders Company, 1999.

[9] CESTARI D M, HUNTER D G. Learning strabismus surgery: a case-based approach. Philadelphia: Lippincott Williams & Wilkins, 2013.

第 5 章　可调整缝线术

Sylvia H. Yoo

概要

在儿童或成人斜视手术中，支持或反对可调整缝线术的意见都很强烈。多数斜视专科医生仅在特定患者中使用该技术。

关键词：可调整缝线，可调整滑套，双套结，悬吊后徙术，牵引缝线

5.1　目的

- 通过减少欠矫、过矫的发生，改善斜视手术的近期和远期效果。
- 降低再次手术的风险。

5.2　益处

斜视手术的效果不仅取决于手术医生和手术设计，还取决于患儿的融合能力和肌肉愈合。对于由再次手术、眼外肌或眼眶发育异常等因素导致手术效果难以预测的患儿，可调整缝线术能够在肌肉愈合前调整其附着位置，显然这是一种有效的方法。虽然可调整缝线术的手术时间有所延长，但为了避免再次手术，这种付出是值得的 [1]。

可调整滑套较领结型活结更便于术者调整。对于领结型活结，需以半领结的线结将肌肉重新固定于巩膜，若需调整肌肉位置可将此结解开，若无须调整则将其直接收紧打成方结。领结型活结适用于上斜肌的术中调整。可调整滑套包括多种类型，其中一种是用三个滑结组成的双套结，属于可拆解套结，术毕可从肌肉缝线上将其移去 [2] 以减少切口内的缝线数量。短标志套结（short tag noose）是一种较短的可调整滑套，可直接埋于结膜下，不仅可用于即时调整，还可延迟至术后数天调整 [3]。若术后无须调整，短标志套结可留在切口内，无须再操作。对 Tenon 囊较肥厚的患儿而言，分离和调整短标志套结颇具挑战性。

5.3　预期目标

- 调整过程顺利、难度不大，且患儿无明显不适。
- 对于某些青少年患者，可调整缝线术可在局部麻醉下进行，但大多数儿童需短暂镇静（通常使用丙泊酚）[4]。若需药物镇静，应根据医院的具体情况选择调整地点，可在复苏室进行，也可重返手术间。
- 一旦肌肉的最终附着位置确定，无论调整与否，术后的愈合过程应与常规斜视手术相似。

5.4　关键原则

可调整缝线术适用于所有直肌，全身麻醉时放置调整线结，而后根据患儿苏醒后的眼位进行调整。具体操作与眼外肌悬吊术相似，即直肌无论后徙或截除，均将缝线悬吊于巩膜（通常为原肌止端）。可调整缝线可以置于所有的手术直肌，也可选择其中一条直肌放置（通常选择主斜眼或非主导眼的肌肉，或行后徙的肌肉）。下斜肌由于位置偏

后，不适合可调整缝线术。上斜肌的部分术式可以使用可调整缝线，根据被动牵拉试验和眼底旋转情况进行行术中调整。

可调整缝线术推荐使用的器械见表 5.1。此外，调整时还需要助手协助。

5.5　适应证

部分术者对所有斜视患儿均使用可调整缝线，而另一些术者仅对复杂病例应用，包括：

- 再次手术。
- 神经异常支配综合征，比如 Duane 眼球后退综合征。
- 颅神经麻痹。
- 限制性斜视。
- 眼眶解剖结构异常。

5.6　禁忌证

- 患儿的麻醉风险高，但必须镇静后才能实施缝线调整。
- 患儿及家属不愿行可调整缝线术。
- 医院尚未建立全身麻醉苏醒后再镇静的流程，患儿（包括青少年）不能耐受局部麻醉下的缝线调整。

5.7　术前准备

术前需与家属和患儿沟通可调整缝线术的操作细节，以便判断患儿能否耐受局部麻醉下的缝线调整。术者可在诊室中评估患儿对滴眼液的耐受程度，若滴眼液耐受良好，可于表面麻醉后用棉签轻触并推动结膜使其在巩膜表面移动。若患儿能耐受上述操作，提示其也能耐受局部麻醉下的缝线调整，尽管两者感觉有明显差异。若患儿不能耐受上述操作，或虽能耐受，但有提示不能耐受局部麻醉下缝线调整的其他表现，则术前应与麻醉医生讨论镇静后缝线调整的必要。对于不准备行可调整缝线术的斜视手术，应向家属和患儿告知再次手术的可能性，尤其是复杂斜视。

表 5.1　可调整缝线术所需手术器械及简要用途介绍

手术器械	用途
带锁持针器	3 把持针器，用于夹持牵引缝线、调整可调节滑套、固定可调整缝线
钝性 Westcott 剪	修剪缝线
Stevens 斜视钩	复位结膜及缝线
0.5 mm 不带锁镊	复位结膜
叶片式开睑器	调整上、下直肌，以及上斜肌肌腱

5.8　操作技巧

结膜切口的制作、直肌的分离和套扎已在第 3、第 4 章介绍。下面介绍可调整缝线术的操作：

5.8.1　制作可调整缝线

1. 缝线套扎肌肉后将肌肉从肌止端（后徙术）或截除处（截除术）离断，提起缝线明确肌肉两端及与其相应的缝针。持针器夹持其中一侧缝针的中部，有齿镊夹住肌止端。针尖与巩膜相切并略翘起，从缝针对应的肌止点进入板层巩膜，若行水平直肌垂直移位，进针位置应做相应调整。可在肌肉残端底部附近的巩膜进针，而后小心地向前在板层巩膜中穿行，整个过程应透过巩膜可见缝针，但也不宜太浅。缝针可朝向肌止端前方的中点或与肌止端垂直走行。

2. 重复上述步骤固定肌肉另一端。两侧缝针的走行可呈改良的圣十字剑样，或相互靠近且平行，以使两针在肌止端前方的出针点间隔 1~2 mm（图 5.1）。若两出针点相距较远，尤其当肌肉向前拉至肌止端时（此时肌肉张力变大），比如肌肉截除术，可调整滑套将难以沿肌肉缝线滑动。

3. 并拢肌肉断端的两根缝线，并用持针器打一个单结（图 5.2）。肌肉断端与单结之间的缝线应留有足够长度，以便后续缝线调整及最终打结固定。单结后的缝线也应有足够长度，以便制作可调整滑套。

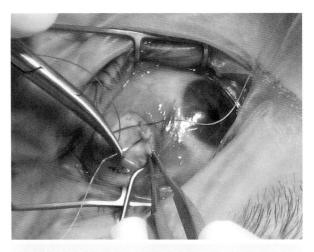

图 5.1 缝针穿行肌止端板层巩膜以固定肌肉。两针走行近乎平行，出针点位于肌止端前方且邻近

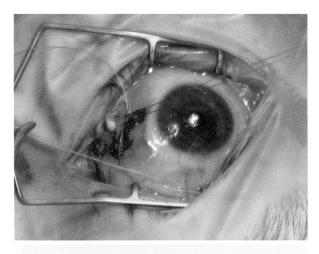

图 5.3 助手用持针器将肌肉缝线拉紧。术者以两把持针器将去缝针的缝线压于近肌止端肌肉缝线的下方

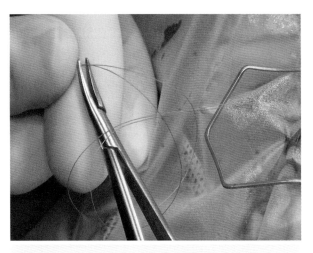

图 5.2 并拢肌肉断端的两根缝线，用持针器打一单结

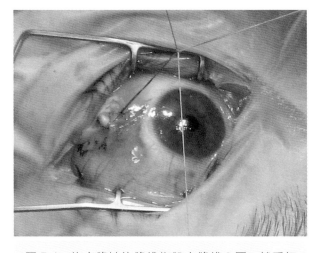

图 5.4 将去缝针的缝线绕肌肉缝线 2 圈，然后打 1-1 方结

4. 剪除单结后的多余缝线，并将其中一根的缝针剪除。助手用持针器拉紧肌肉缝线，注意避免缝线伤及角膜。术者用两把持针器将剪除缝针的缝线压于近肌止端肌肉缝线的下方（图 5.3），并绕肌肉缝线 2 圈。操作时可让助手协助拉住缝线一端，以免绕圈时缝线有所松动。将缝线打 1-1 方结（即第一个结绕 1 圈，第二个结绕 1 圈，两次打结方向交叉）以形成一个可调整滑套（图 5.4），线结应保持适当紧张度，不宜过松，但也不宜过紧否则影响滑动。助手继续拉紧肌肉缝线。术者将两把持针器呈

90° 夹住可调整滑套使其两根缝线并拢（图 5.5），然后打一个单结以便抓持。将可调整滑套的缝线一端修短，另一端稍长，以区分可调整滑套和肌肉缝线。

5. 肌肉后徙时，先将肌肉断端拉至肌止端处，卡尺自肌止端沿肌肉缝线确定拟后徙量（图 5.6）。一把持针器夹住肌肉缝线，另一把持针器夹住可调整滑套并将其滑至卡尺定量处（图 5.7）。然后用有齿镊夹住肌止端并向肌肉对侧推动眼球，以使肌肉后徙。必要时用持针器将肌肉缝线向后拉，直至可调整滑套达肌止端。最后再次用卡尺确

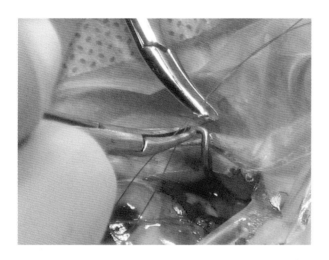

图 5.5　两把持针器以 90° 角夹住可调整滑套，并拢两根缝线

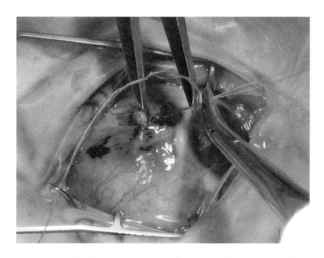

图 5.6　行直肌后徙术时，卡尺自肌止端沿肌肉缝线确定后徙量，而后将可调整滑套滑至此处

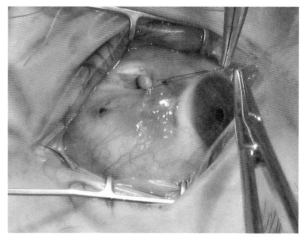

图 5.7　调整可调整滑套的位置时，一把持针器（图上方）夹住可调整滑套，另一把持针器（图下方）夹住肌肉缝线。此图中，第二把持针器夹住肌肉缝线的位置位于可调整滑套的远端，以便可调整滑套向肌肉方向滑动

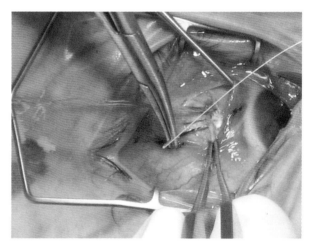

图 5.8　将一白色单针聚酯纤维不可吸收缝线缝至远离结膜切口的一侧肌止端，用作调整操作时牵拉眼球、暴露可调整滑套。此图所示经颞下结膜切口做外直肌可调整缝线。牵引缝线置于肌肉缝线上方的肌止端，以便调整时将结膜向上拉离可调整缝线。注意肌肉缝线和可调整滑套（紫色）被拉离肌止端前方的巩膜，这样可以将牵引缝线平行于肌止端再做一个板层巩膜缝合固定

认后徙量。

6. 肌肉截除时，将肌肉断端拉至肌止端，而后将可调整滑套滑至肌止端或其附近。若后续调整时存在进一步拉紧肌肉的可能，则此时肌肉断端应与肌止端留有一定距离，这意味着所截除的肌肉伴有少量后徙，该后徙量应在手术设计时有所考虑。

7. 将一单针聚酯纤维不可吸收缝线（通常为白色，以和紫色的聚乳酸羟基乙酸缝线相区分）缝至远离结膜切口的一侧肌止端，用作缝线调整时牵拉眼球、暴露可调整滑套（图 5.8）。例如，若结膜切口位于下方，

则应在肌肉缝线上方的肌止端固定牵引缝线，缝针走行与肌止端垂直。此外，还可将牵引缝线再穿过一段板层巩膜以便承受更大的牵拉力或更利于暴露可调整滑套：操作时将肌止端前方的巩膜暴露出来，而

后将牵引缝线在此处平行于肌止端再穿行一段板层巩膜，将缝线的两个末端与两个板层巩膜隧道之间的线圈并拢后打一个单结（图5.9），最后剪除缝针。

8. 肌肉和缝线的位置理想后，将结膜切口对合以部分覆盖可调整缝线。

9. 术毕，清理并擦干患儿皮肤，用1~2条0.5 in（1 in=2.54 cm）长的纸带将缝线粘贴于鼻梁（鼻侧结膜切口）或外眦（颞侧结膜切口）处（图5.10）。操作时用持针器将缝线压在皮肤表面，以便粘贴。

5.8.2 调整操作

1. 患儿麻醉苏醒后，通过遮盖试验或角膜映光法评估眼位以确定是否调整，若无法评估所有注视方向的眼位，则至少应评估看近时原在位眼位。眼内滴入表面麻醉剂以帮助患儿睁眼。

2. 为便于调整和修剪缝线，术者应位于调整眼的同侧。助手一手用棉签或戴手套的手指打开患儿眼睑，另一手用持针器提起牵引缝线以拉开结膜、暴露调整缝线。注意牵引缝线不要压迫睑缘，即便患儿已镇静，此操作也会引起不适。若患儿清醒，则嘱其向所调整肌肉的对侧注视，以便更好地暴露肌肉。例如，调整左眼内直肌时，术

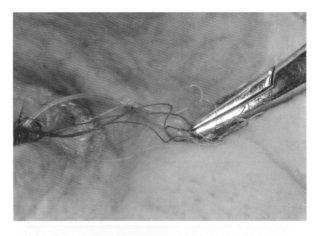

图5.10 用持针器将缝线压在皮肤上，再用1~2条0.5 in长的纸带将缝线粘贴在鼻梁（鼻侧结膜切口）或外眦（颞侧结膜切口）处

者位于患儿左侧，嘱患儿向左侧注视。若为左眼外直肌，则嘱患儿向右侧注视。对于已镇静的患儿，通过牵引缝线转动眼球。

3. 若拟后徙肌肉，则用两把持针器将可调整滑套向远离肌肉方向滑动：一把持针器夹住可调整滑套，另一把持针器在肌止端与可调整滑套之间、靠近可调整滑套处夹住肌肉缝线。调整完成后，牵引缝线向肌肉对侧牵拉眼球，以使肌肉后徙。若拟前徙肌肉，则用两把持针器将可调整滑套向肌肉方向滑动：一把持针器夹住可调整滑套，另一把持针器在可调整滑套远端夹住肌肉缝线。

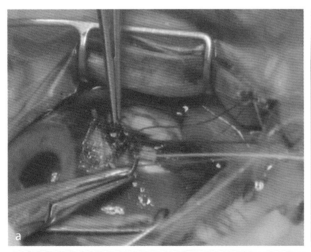
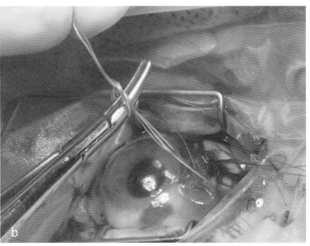

图5.9 （a）将牵引缝线在肌止端前方、平行于肌止端再次走行一段板层巩膜。（b）将缝线的两个末端与两个板层巩膜隧道之间的线圈并拢，而后打一单结

4. 若患儿为清醒状态，则可重新评估眼位，必要时再调整。若在镇静下进行调整，多数情况下仅调整一次，极少数情况下可能会在麻醉医生的协助下再行调整。

5. 调整完成后，将肌肉缝线适当剪短，并在可调整滑套上打 3-1-1 方结。而后将可调整滑套和肌肉缝线的线尾修剪至 2~3 mm，使其平伏于巩膜表面。剪断并移去牵引缝线，按压结膜使切口闭合。

5.9 要点与心得

• 固定肌肉时两根缝针在肌止端板层巩膜中可采用互相靠近的平行走行方式，此可作为圣十字剑样缝合的一种替代。尽管这种走行方式可能会导致肌肉不平整，但这样更利于可调整滑套的滑动，且肌肉在最终附着处仍可良好愈合。

• 并拢肌肉两端缝线打单结时，勿先收紧单结，而是将其保持松散状。将持针器尖端伸入单结内，并将其朝线尾方向移动，直至肌肉断端与单结之间的缝线达足够长度。具体操作时，一边缓慢张开和闭合持针器，一边移动单结，同时将手指挡在持针器尖端，以防单结从此处滑脱（图 5.11）。当单结达合适位置时，收紧单结的方法如下：拇指和示指从近肌肉处抓住肌肉缝线，移去单结上的持针器，拇指和示指沿缝线滑至单结并将其收紧。此方法可使肌肉两端的缝线长度相等。

• 肌肉后徙时，将肌肉断端拉至肌止端，卡尺自肌止端沿肌肉缝线确定拟后徙量，而后将可调整滑套滑至该处。由于肌肉缝线与肌肉之间呈斜角，故量取的缝线长度通常较拟后徙量增加约 0.75 mm。

• 直肌大量后徙或下直肌后徙时，采用的是聚酯纤维不可吸收缝线，则应使用另一根聚乳酸羟基乙酸缝线制作可调整滑套，因为聚酯纤维缝线制作的滑套较难在聚酯纤维缝线上滑动。

• 若在局部麻醉下行缝线调整，应询问患儿是

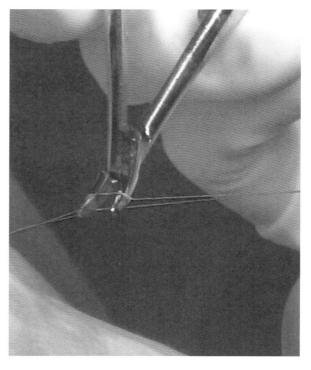

图 5.11　将持针器尖端伸入单结内，辅助单结向线尾方向移动，直至肌肉断端与单结之间的缝线长度足够。用手指压在持针器尖端，以防线结从此处滑脱

否愿意知晓相关的操作步骤和可能出现的感觉，包括牵拉感、压迫感或器械声音等。

• 若调整时需后徙肌肉，则需先将肌肉拉向肌止端，以便持针器能夹取到肌止端与可调整滑套之间的肌肉缝线。操作时患儿可能有牵拉感。

• 调整过程中，头灯有助于观察调整缝线和肌肉。

• 若在镇静下行缝线调整，则术者与麻醉医生的配合是安全、有效完成调整的关键。

5.10 注意事项

手术及调整过程中，避免将 Tenon 囊带入可调整滑套，否则可调整滑套将滑动困难，增加调整难度。

5.11 并发症

• 可调整滑套出现意外滑动，需将其拉紧并重

新调整。

- 缝线暴露。
- 调整时发生迷走神经反应。
- 部分患儿看似能够耐受局部麻醉下缝线调整，但其实并不能耐受。因此麻醉苏醒后，患儿仍应保持禁食禁水，以防局部麻醉下无法进行调整，需临时改为镇静下调整。

5.12 术后护理

由于可调整缝线术对周围组织的操作颇多，术后肌肉缝线发生暴露的风险稍有增高。一旦发生，局部使用皮质类固醇和抗生素眼膏（而非眼液），可以改善患儿的术后不适感。

参考文献

[1] LEFFLER C T, VAZIRI K, CAVUOTO K M, et al. Strabismus surgery reoperation rates with adjustable and conventional sutures. Am J Ophthalmol, 2015, 160(2): 385-390.

[2] DESCHLER E K, IRSCH K, GUYTON K L, et al. A new, removable, sliding noose for adjustable-suture strabismus surgery. J AAPOS, 2013, 17(5): 524-527.

[3] NIHALANI B R, WHITMAN M C, SALGADO C M, et al. Short tag noose technique for optional and late suture adjustment in strabismus surgery. Arch Ophthalmol, 2009, 127(12): 1584-1590.

[4] KASSEM A, XUE G, GANDHI N B, et al. Adjustable suture strabismus surgery in infants and children: a 19-year experience. J AAPOS, 2018, 22(3): 174-178.

第6章 下斜肌手术

Sylvia H. Yoo

摘要

下斜肌起自上颌骨，止于黄斑附近的眼球壁。下斜肌手术包括各种减弱术和转位术，其中下斜肌转位术改变肌肉的走行及其矢力方向。

关键词：下斜肌，后徙术，部分切除术，前转位术，下斜肌去神经联合切除术

6.1 目的

- 消除垂直和旋转复视。
- 改善异常头位，这可能由单眼滑车神经麻痹引起的非共同性垂直斜视所导致，或与垂直分离性斜视有关[1]。
- 改善下斜肌亢进，这可能引起明显垂直分离性斜视或大角度 V 征。

6.2 益处

- 眼球运动呈明显非共同性或伴旋转复视者，下斜肌手术较三棱镜治疗更为有效。
- 伴大角度 V 征的水平斜视，行水平直肌手术同时行下斜肌手术可以解决垂直方向的非共同性。

6.3 预期目标

- 勾取下斜肌前应将其充分暴露。
- 完整分离下斜肌，将可能存在的多条肌腹

清晰解剖[2]，操作时应避免破坏相邻的眶脂肪、颞下涡静脉，或损伤下直肌和外直肌。

6.4 关键原则

采用不同的手术操作，实现下斜肌分级减弱术或转位术：

- 后徙术以下直肌颞侧止点为标记，定位下斜肌的新附着处。
- 部分切除术分为中等至大量切除。
- 前转位术将下斜肌转变为下转肌[3]。
- 下斜肌去神经联合切除术大量切除下斜肌并切断神经纤维血管束，最大程度地减弱下斜肌，仅适用于严重的复发病例。

6.5 适应证

- 单眼滑车神经（第四对颅神经）麻痹导致复视或眼性斜颈。
- 垂直分离性斜视，伴下斜肌亢进或被动牵拉试验证实的下斜肌紧张。
- 下斜肌亢进，通常伴发病早、融合功能差的斜视。
- 伴大角度 V 征的水平斜视。

6.6 禁忌证

多次下斜肌减弱术后下斜肌仍亢进，且伴有垂直斜视，需选择其他手术方式以达理想预后。若其他手术方式可能无效，则需考虑下斜肌去神经联合

切除术。

6.7　术前准备

- 根据双眼和单眼运动，判断有无斜肌亢进或不足。
- 根据间接检眼镜下黄斑与视盘的相对位置，评估眼底有无旋转（图 6.1）。检查配合者，嘱其注视置于检眼镜和检查者之间的视标，例如笔尖。对于无法配合的低龄患儿，也可直接检查。
- 若伴旋转复视，大龄儿童和青少年采用双 Maddox 杆或 Lancaster 红绿试验评估。
- 若疑有下斜肌紧张，应在麻醉后手术开始前通过双眼斜肌加强牵拉试验明确。

6.8　操作技巧

6.8.1　加强牵拉试验

即便仅行单眼斜肌手术，术前也需评估双眼的斜肌紧张度以对比[4]。

开睑器开睑，有齿镊夹住鼻侧角膜缘：

1. 评估下斜肌时，先将眼球压向眼眶深部并内转，然后下转并内旋，使眼球在下斜肌表面来回转动，下斜肌被拉紧时会出现撞击（bump）感，根据牵拉试验判断下斜肌

是否松弛或存在限制因素（图 6.2）。下斜肌紧张度需与同侧眼上斜肌，以及对侧眼下、上斜肌进行比较。

2. 评估上斜肌时，先将眼球压向眼眶深部并内转，然后上转并外旋，使眼球在上斜肌肌腱表面来回转动。上斜肌紧张度需与同侧眼下斜肌，以及对侧眼上、下斜肌进行比较。

制作颞下穹窿结膜切口（详见第 3 章 3.8.1），下斜肌手术步骤如下文。

6.8.2　下斜肌分离与离断

1. 夹住角膜缘以固定眼球，用眼科镊打开结膜切口。Stevens 斜视钩勾取外直肌，操作时将钩柄与外直肌止端近垂直，术者应熟知肌止端距角膜缘的距离。外直肌勾取稳固后，助手可以松开固定角膜缘的眼科镊，继续用眼科镊打开结膜切口。

2. 将 Jameson 斜视钩从 Stevens 斜视钩后方勾住外直肌，然后移去 Stevens 斜视钩（图 6.3）。助手持 Jameson 斜视钩固定眼球并轻提外直肌使其远离下斜肌，或在 Gass 斜视钩辅助下用 4-0 丝线勾起外直肌。

3. 将小 Desmarres 拉钩或 Conway 拉钩置于颞下结膜切口内，将结膜和 Tenon 囊拉向颞

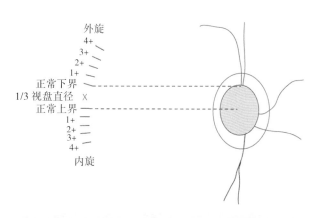

图 6.1　通过间接检眼镜下黄斑与视盘的相对位置，评估眼底旋转（左眼，倒像）

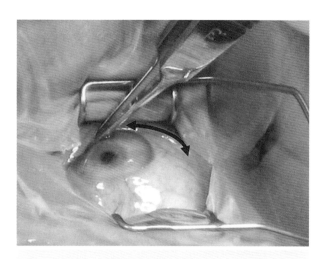

图 6.2　右眼下斜肌加强牵拉试验。有齿镊夹住 3 点钟处角膜缘，将眼球压向眼眶深部并内转，然后下转并内旋，使眼球在下斜肌表面来回转动（如箭头所示）

下方。在切口深部可见似与 Tenon 囊紧贴、与眼球分开、呈粉色的下斜肌（图 6.4）。在下斜肌后缘、近下直肌颞侧可见颞下涡静脉，操作时应避免将其损伤。

4. 将 Stevens 斜视钩伸至下斜肌后缘，从后向前勾起下斜肌，并将其向上提起（图 6.5a）。有齿镊小心分离肌肉周围的 Tenon 囊（图 6.5b），使 Stevens 斜视钩上仅留有下斜肌，钩头自肌肉与结缔组织之间伸出，且无眶脂肪暴露。

5. 在 Stevens 斜视钩旁再伸入一把 Jameson 斜视钩勾住下斜肌，稍拉开两把斜视钩，检查以下斜肌颞侧、鼻侧与颞下象限巩膜为边界的区域（图 6.6）。此区域不应呈粉色（图 6.6a），呈白色提示下斜肌已勾全（图 6.6b）。如果该区域呈粉色，则 Jameson 斜视钩保持原位，用 Stevens 斜视钩勾起残余的下斜肌，将其并入原勾起的肌肉部分，并重复步骤 4 和 5。

6. 确认下斜肌勾全后，移去 Stevens 斜视钩，用钝性 Westcott 剪分离肌肉鼻侧和颞侧周围的筋膜组织（图 6.7）。

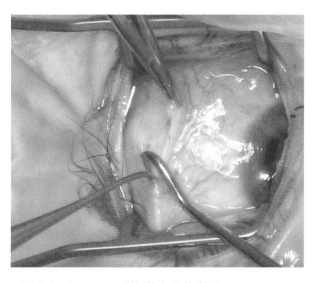

图 6.3　Jameson 斜视钩勾取外直肌

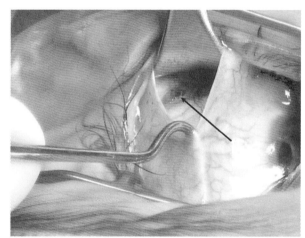

图 6.4　小 Desmarres 拉钩向颞下方拉开结膜和 Tenon 囊，暴露粉色的下斜肌（如箭头所示）

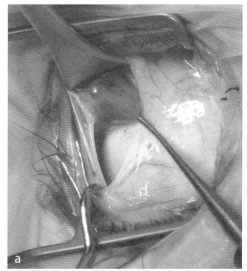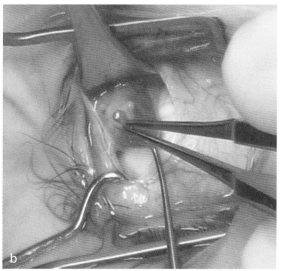

图 6.5　（a）Stevens 斜视钩勾取下斜肌并将其向上牵拉。（b）有齿镊小心分离肌肉周围的 Tenon 囊

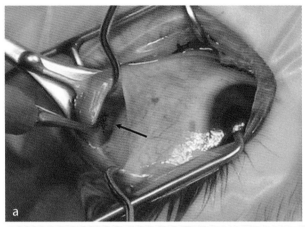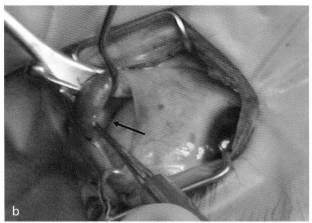

图 6.6　稍拉开两把斜视钩，检查以下斜肌颞侧、鼻侧与颞下象限巩膜为边界的区域（如箭头所示）。若下斜肌已勾全，则该区域不应呈粉色（a），而应呈白色（b）

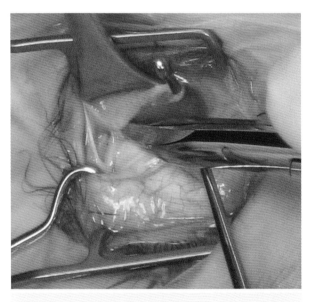

图 6.7　下斜肌勾全后，用钝性 Westcott 剪分离肌肉周围的筋膜。图中所示 Westcott 剪向外直肌方向钝性分离下斜肌颞侧

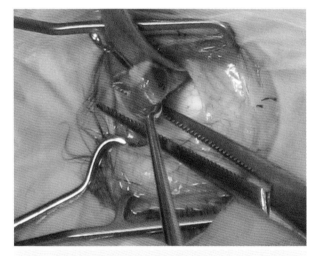

图 6.8　用小直钳在肌止端附近钳夹下斜肌，但不宜太靠近肌止端，应留出钝性 Westcott 剪离断肌肉的空间。需确认直钳尖端已夹住肌肉后，才能夹紧直钳

7. 用小直钳在肌止端附近钳夹下斜肌，值得注意的是，其位置不宜太近肌止端，应留出观察肌止端和 Westcott 剪离断肌肉的空间。此外，需确认直钳尖端已完全夹住肌肉后，才能夹紧直钳（图 6.8）。

8. 以钝性 Westcott 剪的闭合头端弹拨下斜肌止端，以确认其位置，而后张开剪刀头沿巩膜表面分次离断下斜肌，操作时不应过度牵拉肌肉（图 6.9）。下斜肌离断后，进一步钝性分离下斜肌鼻侧的筋膜组织。

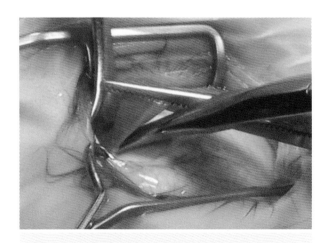

图 6.9　张开剪刀头沿巩膜表面分次离断下斜肌

6.8.3 下斜肌后徙术或前转位术

1. 下斜肌后徙或前转位时，将下斜肌钳夹并离断后，再置 6-0 双针薇乔缝线更为安全。操作时首先将缝针从肌肉一侧边缘板层穿行至另一侧边缘，然后在肌肉两侧再穿过 1/4 至 1/3 宽度的全层肌肉，最后将缝针穿过肌肉侧缘的线圈并拉紧。由于张力低，下斜肌重新固定后很少有中央部后退的风险，故无须行下斜肌中央部的缝合打结。最后松开直钳，肌肉血供将重新恢复。

2. 再次行斜肌加强牵拉试验以明确下斜肌是否完全离断。若已完全离断，内旋眼球将不会感受到下斜肌拉紧时的撞击感。

3. 经颞下穹窿结膜切口依次使用 Stevens 斜视钩和 Jameson 斜视钩勾取下直肌，暴露下直肌的颞侧止点：

a) 若行下斜肌前转位，则在下直肌颞侧止点的颞侧重新固定下斜肌。

b) 若行下斜肌后徙，用卡尺和记号笔定位新附着点，即下直肌颞侧止点的颞侧 2 mm、后 2~3 mm。新附着点位于下直肌颞侧止点旁 2 mm、后 3 mm 时为下斜肌后徙，新附着点位于下直肌颞侧止点旁 2 mm、后 2 mm 时，下斜肌有轻度前移（图 6.10）。

4. 巩膜新附着处板层缝合固定下斜肌（图 6.11a），操作时应尽可能维持下斜肌原走行。相对短但深度足够的巩膜针道可以安全固定下斜肌。

5. 确认肌肉附着点位置理想后，以 3-1-1 方结固定，线尾修剪至 2~3 mm 长，使其平伏于巩膜表面且不会松开（图 6.11b）。

6. 对合结膜切口。

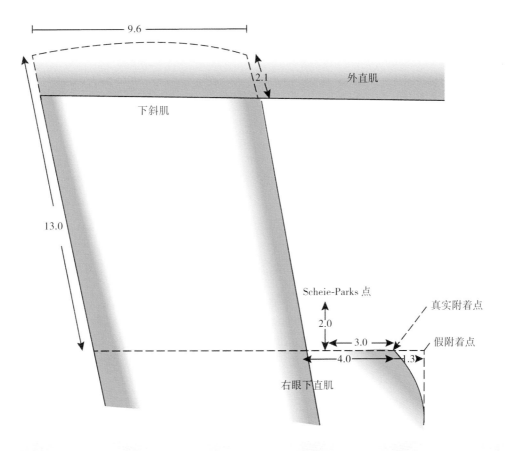

图 6.10 下斜肌与下直肌止点的解剖关系决定下斜肌后徙或前转位时下斜肌的固定位置

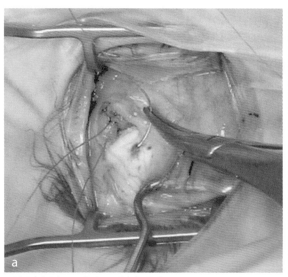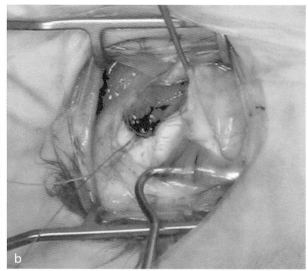

图 6.11 （a）下斜肌后徙时，用 Jameson 斜视钩勾住下直肌，自下直肌颞侧止点测量并标记新附着点的位置，巩膜板层缝合固定肌肉。（b）将肌肉拉至新附着处，缝线打结并修剪线尾

6.8.4 下斜肌部分切除术

1. 若行下斜肌部分切除，在固定下斜肌断端的小直钳鼻侧再用一把小弯钳或直钳夹住下斜肌。若下斜肌表面黏附有眶脂肪（鼻侧下斜肌增粗处可见），则应避免在此处钳夹。肌肉切除量取决于术前检查以及斜肌加强牵拉试验的结果。

2. 在第二把血管钳旁剪断肌肉（图 6.12a），血管钳上留有少量肌肉残端以便充分烧灼止血（图 6.12b）。而后用双极电凝烧灼残端。

3. 缓慢移开第二把血管钳以确保止血充分，并让肌肉经 Tenon 囊开口退回。

4. 再次行下斜肌加强牵拉试验确认下斜肌是否完全离断。若已完全离断，内旋眼球时将感受不到下斜肌拉紧时的撞击感。

5. 对合结膜切口。

6.8.5 下斜肌去神经联合切除术

1. 下斜肌从肌止端离断后，提起夹在肌肉断端的小血管钳，沿鼻侧向下斜肌起点方向钝性分离肌肉周围的筋膜组织。为最大程

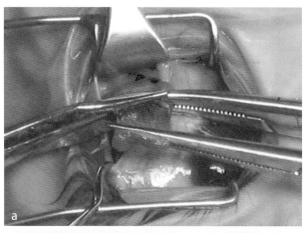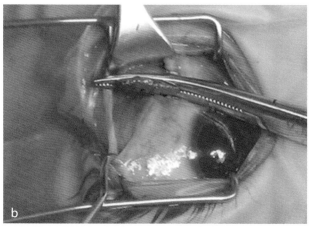

图 6.12 （a）下斜肌部分切除时，在第一把血管钳的鼻侧再用一把血管钳夹住肌肉，沿第二把血管钳剪断肌肉。（b）血管钳上留少量肌肉残端以便充分烧灼止血

度暴露下方术野，可移去开睑器，仅用小 Desmarres 拉钩牵拉下眼睑和下方结膜，同时勾起下直肌向上牵拉眼球。

2. 神经纤维血管束（neurofibrovascular bundle，NVB）位于下斜肌梭形膨大处的颞后方。用 Stevens 斜视钩对其弹拨以明确其位置，而后将其勾起，并与下斜肌和 Tenon 囊分开。再放置一把 Stevens 斜视钩以拉开 NVB。

3. 将纤维素海绵置于 NVB 和肌肉下方以保护巩膜，使用双极电凝小心烧灼并切断 NVB。或先用小血管钳夹住 NVB，然后在肌肉和血管钳之间将其烧断，再对 NVB 的残端进一步烧灼止血，最后松开血管钳使其退回至 Tenon 囊开口。

4. NVB 切断后，其对下斜肌的限制得以解除，可将下斜肌向其起点方向进一步暴露，同时分离周围筋膜组织。

5. 将另一把小血管钳尽可能向下斜肌起点方向夹住下斜肌，但应避免钳夹相邻的眶脂肪。在第二把血管钳旁剪断肌肉，血管钳上留有少量肌肉残端以便充分烧灼止血。然后用双极电凝烧灼残端。

6. 缓慢移去第二把血管钳以确保止血充分，并让肌肉经 Tenon 囊开口退回。

7. 再次行下斜肌加强牵拉试验确认下斜肌是否完全离断。若已完全离断，内旋眼球时将感受不到下斜肌拉紧时的撞击感。

8. 对合结膜切口。

6.9　要点与心得

- 单眼滑车神经麻痹的手术方式取决于术者。部分术者首选同侧眼下斜肌减弱术，但也有术者首选同侧眼上斜肌加强术（详见第 7 章 7.8.4 上斜肌折叠术）。
- 头灯有助于看清下斜肌后部，但并非必需。
- 两种方法可以确认下斜肌是否勾取完全：
  - 两把斜视钩拉开下斜肌时，以下斜肌颞侧、鼻侧与颞下象限巩膜为边界的区域应呈白色。

  - 下斜肌离断后再次行加强牵拉试验。
- 下斜肌去神经联合切除术时，应避免过度牵拉 NVB，以防损伤睫状神经节。
- 下斜肌手术完成、对合结膜切口前，用 Stevens 斜视钩勾取外直肌和下直肌以确认其完好。
- 下斜肌手术对原在位的水平斜视度影响较小，因此对伴有下斜肌亢进的 V 型外斜视行下斜肌减弱术时，应根据原在位的水平斜视度制订水平直肌的手术量。

6.10　注意事项

- 避免在下斜肌周围过多操作和分离，否则会导致：
  - 出血过多，特别是涡静脉损伤时。
  - 眶脂肪暴露。
  - 瘢痕形成。
- 避免盲勾下斜肌。
- 离断下斜肌时，因其止端位于黄斑区附近，应避免过多牵拉肌肉。

6.11　并发症

- 后部 Tenon 囊损伤导致眶脂肪粘连。
- 下斜肌前转位术时，应注意抗上转综合征的风险[5]。操作时将下斜肌的后部纤维固定至下直肌止点的后方避免该并发症[6]。但对于复发、伴下斜肌亢进的垂直分离性斜视，其手术目的通过抗上转实现。抗上转综合征的发生是由于下斜肌的后部纤维固定至下直肌止点前方，NVB 成为其功能起点，当眼球企图上转时，因 NVB 牵拉下斜肌的后部纤维如拴绳样限制眼球上转[7]。
- 对于双眼不对称的上斜肌麻痹或下斜肌亢进，如果术前检查仅发现单眼异常而仅行单眼手术，术后可能对侧眼的上斜肌麻痹或下斜肌亢进暴露。对于以下情况应怀疑双眼上斜肌麻痹：双 Maddox 杆检查发现外旋大于 10°~12°、交替性上斜视、下转时出现大角度内斜视（常导致下颌内收）以及双眼眼底均呈外旋。

6.12　术后护理与预期

下斜肌手术可能会改变散光轴向，散光明显者在下斜肌手术后需重新验光 [8]。

参考文献

[1] SANTIAGO A P, ROSENBAUM A L. Dissociated vertical deviation and head tilts. J AAPOS, 1998, 2(1): 5-11.

[2] DE ANGELIS D, MAKAR I, KRAFT S P. Anatomic variations of the inferior oblique muscle: a potential cause of failed inferior oblique weakening surgery. Am J Ophthalmol, 1999, 128(4): 485-488.

[3] STAGER D R, Jr, BEAUCHAMP G R, WRIGHT W W, et al. Anterior and nasal transposition of the inferior oblique muscles. J AAPOS, 2003, 7(3): 167-173.

[4] GUYTON D L. Exaggerated traction test for the oblique muscles. Ophthalmology, 1981, 88(10): 1035-1040.

[5] KUSHNER B J. Restriction of elevation in abduction after inferior oblique anteriorization. J AAPOS, 1997, 1(1): 55-62.

[6] WRIGHT K W. Color atlas of strabismus surgery: strategies and techniques. 3rd ed. New York: Springer, 2007.

[7] STAGER D R. Costenbader lecture. Anatomy and surgery of the inferior oblique muscle: recent findings. J AAPOS, 2001, 5(4): 203-208.

[8] KUSHNER B J. Strabismus: practical pearls you won't find in textbooks. Cham, Switzerland: Springer, 2017.

第 7 章　上斜肌手术

Catherine S. Choi, Sylvia H. Yoo

摘要

上斜肌手术包括减弱术和加强术，通过手术解决上斜肌异常导致的非共同性垂直斜视、A 型斜视和旋转复视。

关键词：眼性斜颈，滑车神经麻痹，Brown 综合征，A 型斜视，断腱术，缝线延长术，上斜肌折叠术，Harada-Ito 术

7.1　目的

- 改善由非共同性垂直旋转斜视导致的眼性斜颈。
- 改善由上斜肌异常引起的复视，包括滑车神经（第四对颅神经）麻痹和 Brown 综合征。
- 改善与上斜肌亢进相关的 A 型斜视。

7.2　益处

- 对于上斜肌功能异常所致的旋转复视和非共同性斜视，上斜肌手术的效果通常优于三棱镜治疗。
- 水平斜视伴大角度 A 征，水平直肌手术同时行上斜肌手术可以解决垂直方向的非共同性。

7.3　预期目标

- 长期有效地消除复视，包括旋转复视。
- 若残留复视，三棱镜可以消除。

- 改善眼性斜颈。
- 改善 A 征。

7.4　关键原则

- 上斜肌的肌腹和肌腱走行与其他眼外肌颇不同，其形态变异颇多，甚至部分患儿上斜肌缺如[1]。
- 上斜肌前部纤维的主要作用是内旋，后部纤维的主要作用是下转。一些手术方式，比如 Harada-Ito 术，根据上斜肌前、后纤维的不同功能特点，选择性改变前部肌腱的内旋功能。
- 上斜肌的次要作用还有外转，故双眼上斜肌麻痹的患儿向下注视时会出现内斜视，从而形成内斜视 V 征。

7.5　适应证

- 上斜肌减弱术：
  - 上斜肌断腱术：
    - 上斜肌亢进导致 A 型斜视、原在位下斜视或眼性斜颈（歪头）。
    - 但对 Brown 综合征不推荐该术式，因为存在医源性上斜肌麻痹的风险[2]。
  - 上斜肌缝线延长术：
    - Brown 综合征导致原在位下斜视、明显的眼性斜颈（下颌上抬）和复视。
    - 上斜肌亢进导致 A 型斜视、原在位下斜视或眼性斜颈（歪头），特别是立体视正常的患儿。

- 上斜肌加强术：
  - 上斜肌折叠术：
    - 单眼滑车神经（第四对颅神经）麻痹引起上斜肌不足，导致眼性斜颈（歪头或面转）、上斜视和复视。
    - 对于下转时出现大角度内斜视的双眼滑车神经麻痹，可考虑双眼上斜肌折叠术。
  - Harada-Ito 术：
    - 双眼滑车神经麻痹引起双眼上斜肌不足，导致以旋转复视为主的复视、侧方注视时出现交替上斜视和眼性斜颈（下颌内收）。
    - 若双眼上斜肌麻痹的程度明显不对称，同时出现旋转复视和垂直复视，可对麻痹较轻眼行 Harada-Ito 术，麻痹较重眼行上斜肌折叠术。

7.6　禁忌证

　　上斜肌断腱术不适用于立体视功能正常的患儿，比如 Brown 综合征和间歇性外斜视 A 征，因为上斜肌断腱术造成医源性上斜肌麻痹的风险较大，术后可能发生旋转复视或眼性斜颈。

7.7　术前准备

- 根据间接检眼镜下黄斑与视盘的相对位置，评估眼底旋转（第 6 章图 6.1）。对于配合的患儿，嘱其注视置于检眼镜和检查者之间的视标，比如笔尖。对于低龄患儿，若无法配合，也可直接检查。
- 上斜肌异常伴复视的大龄儿童和青少年，若能配合，术前可采用双 Maddox 杆或 Lancaster 红绿试验测量旋转斜视。

7.8　操作技巧

7.8.1　加强牵拉试验 [3]

　　即便仅行单眼斜肌手术，术前也需评估双眼的斜肌紧张度以便对比。

开睑器开睑，有齿镊夹住鼻侧角膜缘：

1. 评估上斜肌时，首先将眼球压向眼眶深部并内转，然后上转并外旋，使眼球在上斜肌肌腱表面来回转动。上斜肌紧张度需与同侧下斜肌，以及对侧上、下斜肌紧张度进行比较。

2. 评估下斜肌时，首先将眼球压向眼眶深部并内转，然后下转并内旋，下斜肌拉紧时会出现撞击感，明确下斜肌是否松弛或存在限制（第 6 章图 6.2）。下斜肌紧张度需与同侧上斜肌，以及对侧下、上斜肌紧张度进行比较。

　　上斜肌手术可采用鼻上或颞上穿窿结膜切口（详见第 3 章 3.8.1），具体取决于手术方式和术者偏好。

7.8.2　上斜肌断腱术

1. 距角膜缘约 8 mm 处，用钝性 Westcott 剪在颞上象限做穿窿结膜切口。

2. 依次用 Stevens 斜视钩和 Jameson 斜视钩勾取上直肌，然后将 Jameson 斜视钩的头端顶向角膜缘，以确保肌肉勾取完整。

3. 用 Stevens 斜视钩将结膜掀离 Jameson 斜视钩的头端。

4. 用钝性 Westcott 剪在 Jameson 斜视钩头端打开肌间膜，在肌间膜的切口伸入一把 Stevens 斜视钩行止点试验，以确认上直肌是否完整勾取。

5. 将小 Desmarres 拉钩伸入结膜切口，暴露上直肌的鼻侧部分。

6. 将勾住上直肌的 Jameson 斜视钩拉向颞下方，使眼球转向颞下方。小 Desmarres 拉钩提起鼻上方筋膜，暴露向上直肌下方走行的鼻侧上斜肌肌腱。此时可移去开睑器。

7. 将 Stevens 斜视钩的尖端指向鼻侧，沿上直肌的鼻侧缘向后伸至上斜肌肌腱的后缘，然后勾起上斜肌肌腱。

8. 用 0.3 mm 有齿镊和 Westcott 剪仔细分离肌腱周围的 Tenon 囊。于第一把 Stevens 斜视钩的对侧再放置一把 Stevens 斜视钩以拉开上斜肌肌腱。

9. 用钝性 Westcott 剪在两把 Stevens 斜视钩之间完全剪断肌腱。

10. 移去所有手术器械，再次行加强牵拉试验以明确上斜肌肌腱是否完全离断。若加强牵拉试验发现仍有上斜肌紧张，提示肌腱尚未完全离断，此时术者应重复上述操作，寻找可能忽略的上斜肌残余纤维。

11. 对合结膜切口，通常不需要缝合。

7.8.3　上斜肌断腱联合缝线延长术

1. 散瞳后间接检眼镜检查评估眼底旋转，以便术中调整时对比参照。

2. 用钝性 Westcott 剪做鼻上穹窿结膜切口。

3. 依次使用 Stevens 斜视钩和 Jameson 斜视钩勾取上直肌。

4. 用 Stevens 斜视钩将结膜掀离 Jameson 斜视钩的头端。

5. 用钝性 Westcott 剪在 Jameson 斜视钩头端下方打开肌间膜，在肌间膜切口伸入一把 Stevens 斜视钩行止点试验，以确认上直肌是否完整勾取。

6. 经结膜切口置入一小 Desmarres 拉钩，暴露上直肌的鼻侧部分。

7. 将勾住上直肌的 Jameson 斜视钩拉向颞下方，使眼球转向颞下方。小 Desmarres 拉钩提起鼻上方筋膜，暴露向上直肌下方走行的鼻侧上斜肌肌腱。此时可移去开睑器。

8. 将 Stevens 斜视钩的尖端指向鼻侧，沿上直肌的鼻侧缘向后伸至上斜肌肌腱的后缘，然后勾起上斜肌肌腱。

9. 用 0.3 mm 有齿镊和 Westcott 剪仔细分离肌腱周围的 Tenon 囊。在勾住上斜肌的 Stevens 斜视钩的对侧放置一把 Jameson 斜视钩，再将勾住上直肌的 Jameson 斜视钩移至上斜肌，以替换 Stevens 斜视钩。

10. 用两把 Jameson 斜视钩拉紧上斜肌肌腱。

11. 用 6-0 双针不可吸收聚酯纤维缝线在颞侧上斜肌肌腱（近上直肌鼻侧缘）的中央行全层缝合，并打 2-1 方结。而后将缝线的

一端从肌腱表面绕过肌腱至其下方，在肌腱边缘穿行肌腱全层再次至肌腱表面。以同样的方式穿绕缝线的另一端，但方向相反。

12. 然后将两根缝线穿过鼻侧上斜肌肌腱（距颞侧线结 4~7 mm，从肌腱的巩膜面进针），而后双线并拢打一单结，注意在肌腱和此单结之间应留有足够长度的缝线，最后剪掉缝针（图 7.1）。

13. 助手用持针器拉紧上述肌腱上的缝线（此缝线用于延长上斜肌，以下称为延长缝线），术者用两把持针器将一段不带针的聚乳酸羟基乙酸缝线在延长缝线上（上述单结的颞侧）绕 2 圈，然后打 1-1 方结，从而形成一个可调整滑套。将此滑套的两根缝线在末端并拢后打一单结，然后在延长缝线上滑动该滑套，使鼻侧和颞侧上斜肌肌腱之间的延长缝线完全松弛。可用 Stevens 斜视钩将鼻侧和颞侧肌腱之间的延长缝线拉松。

14. 在延长缝线穿出鼻侧肌腱部位的颞侧放置一根 6-0 单针聚酯纤维缝线。该缝线是牵引缝线，用于在调整过程中暴露可调整缝线和肌腱。放置方法如下：缝针穿过肌腱中央的全层，将一端缝线拉出缝线总长的一半以上后打结，将较长的一端缝线绕肌腱 1 圈并再打一个结，然后反方向再绕肌腱 1 圈并第三次打结。最后将缝线的线尾修剪成一长一短，以便与延长缝线区分。

15. 在延长缝线的颞侧方结与牵引缝线之间离断上斜肌肌腱。注意切勿剪断延长缝线。

16. 再次行加强牵拉试验以确保整个肌腱完全离断。根据术前检查和最初加强牵拉试验的结果，调整可调整滑套的位置，使肌腱的两断端相距 4~8 mm。

17. 移去 Jameson 斜视钩和小 Desmarres 拉钩，双眼再次行加强牵拉试验并比较。若需调整，可用牵引缝线代替小 Desmarres 拉钩和 Jameson 斜视钩，并在延长缝线上调整可调整滑套的位置。如果需增加肌腱断端

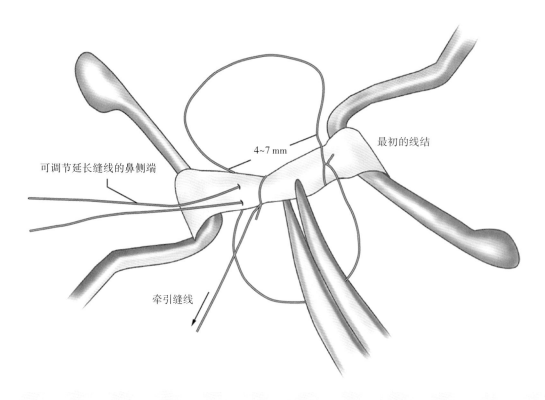

图 7.1　离断上斜肌肌腱前置入可调节的延长缝线。一旦肌腱离断，缝线将桥接两肌腱断端

间延长缝线的长度，先向鼻侧滑动可调整滑套，再用 Stevens 斜视钩将两断端间的延长缝线拉松。

18. 将缝线调整到位后，需再次行加强牵拉试验，重复手术步骤 17，直至术眼的牵拉试验结果与对侧眼接近，但应轻度欠矫。也可同时行间接检眼镜检查评估眼底旋转，以帮助确定延长缝线的长度。

19. 延长缝线长度确定后，将其剪短并在可调整滑套上打 3-1-1 方结。

20. 修剪延长缝线、可调整滑套和牵引缝线的线尾。

21. 移去斜视钩和小 Desmarres 拉钩，对合结膜切口（通常无须缝合）。

7.8.4　上斜肌折叠术

1. 距角膜缘约 8 mm 以钝性 Westcott 剪做颞上穹窿结膜切口。

2. 依次用 Stevens 斜视钩和 Jameson 斜视钩勾取上直肌，然后将 Jameson 斜视钩的头端顶

向角膜缘，以确保肌肉勾取完整。

3. 用 Stevens 斜视钩将结膜掀离 Jameson 斜视钩头端。

4. 用钝性 Westcott 剪在 Jameson 斜视钩头端打开肌间膜，在肌间膜的切口伸入一把 Stevens 斜视钩行止点试验，以确认上直肌是否完整勾取。

5. 用两把 Stevens 斜视钩拉起上直肌表面的结膜，用 Westcott 剪仔细分离上直肌周围的翼状韧带和 Tenon 囊。

6. 将 Stevens 斜视钩替换为小 Desmarres 拉钩，并将其置于颞上方。

7. 将牵拉上直肌的 Jameson 斜视钩拉向鼻侧，此时可移去开睑器。

8. 将 Stevens 斜视钩的尖端指向鼻侧，沿上直肌的颞侧缘向后伸至白色上斜肌肌腱的后缘，然后勾起上斜肌肌腱（图 7.2），应注意需勾取整个肌腱且避开颞上方涡静脉。钝性分离肌腱周围的结缔组织。

9. 以 Bishop 肌腱折叠器上的斜视钩替代 Stevens 斜视钩，调整折叠器的位置直至松

弛的上斜肌肌腱收紧。折叠后的上斜肌肌
腱应有足够的张力,折叠器不易抬离巩膜
面(图 7.3)。

10. 5-0 双针不可吸收聚酯纤维缝线行双褥式
缝合固定所折叠肌腱的基底部(图 7.4),
然后打 3-1 领结型活结(即第一个结绕 3
圈,第二个结绕 1 圈并打领结型活结),
移去所有的斜视钩和 Bishop 肌腱折叠器。

11. 行 Saunder 牵拉试验判断上斜肌的紧张度[4],
操作时首先用镊子夹住颞下方角膜缘,而
后将眼球转动至内上方。若下方角膜缘达
内眦(Saunder 线)水平时能感觉到阻力,
则证实上斜肌肌腱已足够收紧:

a) 若轻易能将眼球上转至 Saunder 线以上,
则应折叠更多的上斜肌肌腱。

b) 若上转眼球时阻力明显,难以超过
Saunder 线,则提示上斜肌肌腱过紧,
有发生医源性 Brown 综合征的风险,需
将折叠的上斜肌适当放松。

c) 若 Saunder 牵拉试验提示需调整肌腱折
叠量,则用 Jameson 斜视钩勾起上直
肌,小 Desmarres 拉钩置于颞上方,然
后将 Bishop 肌腱折叠器重新放置于折叠
的肌腱上,松开并移去缝线。

d) 调整 Bishop 肌腱折叠器的位置以增加或
减少折叠量,而后在折叠肌腱的基底部
重置缝线固定,具体方法同前。

12. 确认上斜肌肌腱折叠量合适后,将领结型
活结打死,并再加一个单结,形成一个
3-1-1 方结。可将一端缝线从折叠的肌腱
中间穿过,再穿行一段板层巩膜隧道,使
折叠的肌腱平伏于颞侧巩膜表面。最后剪
除缝针。

13. 移去所有器械,对合结膜切口(通常无须
缝合)。

7.8.5　Harada-Ito 术 [5]

Harada-Ito 术通常双侧进行。现已有多种加强
上斜肌前部肌腱的手术方式可供选择。Fells 改良术
式是将离断的上斜肌前部肌腱固定至外直肌的上方

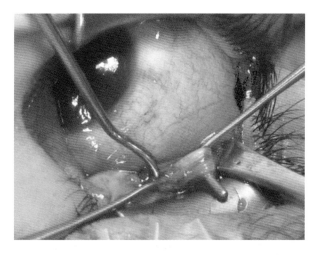

图 7.2　Stevens 斜视钩勾取颞侧上斜肌肌腱(周
围筋膜已分离)

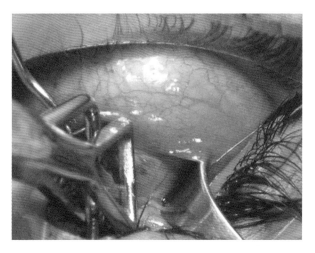

图 7.3　位于上斜肌肌腱下方的 Bishop 肌腱折叠器

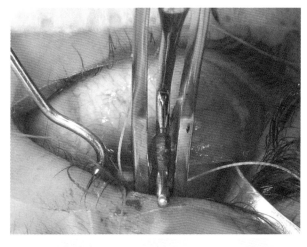

图 7.4　5-0 双针不可吸收聚酯纤维缝线双褥式缝合
折叠肌腱

止点后 7~8 mm 处巩膜 [4]。另一种方法是折叠上斜肌的前部肌腱 [6]，该方法无须巩膜板层缝合固定：

1. 首先，散瞳后间接检眼镜检查评估眼底外旋程度。

2. 距角膜缘约 8 mm 以钝性 Westcott 剪做颞上穹窿结膜切口。

3. 依次用 Stevens 斜视钩和 Jameson 斜视钩勾取上直肌，然后将 Jameson 斜视钩的头端顶向角膜缘，以确保上直肌勾取完整。

4. 用 Stevens 斜视钩将结膜掀离 Jameson 斜视钩的头端。

5. 用钝性 Westcott 剪在 Jameson 斜视钩头端下方打开肌间膜，在肌间膜的切口伸入一把 Stevens 斜视钩行止点试验，以确认上直肌是否完整勾取。

6. 经结膜切口置入小 Desmarres 拉钩，暴露上直肌颞侧。Jameson 斜视钩将上直肌拉向鼻侧。

7. 将 Stevens 斜视钩尖端指向鼻侧，沿上直肌的颞侧缘向后伸至白色的上斜肌肌腱的后缘，然后勾起上斜肌肌腱，注意需勾取整个肌腱且避开颞上方涡静脉。钝性分离前半部分肌腱周围的结缔组织。

8. 用另一把 Stevens 斜视钩勾起前 1/3 上斜肌肌腱，并尽可能向鼻侧将此 1/3 肌腱与后 2/3 肌腱分开。

9. 用 6-0 双针聚乳酸羟基乙酸缝线缝合位于上直肌颞侧或下方已分离的前部肌腱。具体方法如下：一端缝针穿过板层肌腱（宽度达整个前部肌腱），在前部肌腱侧缘再穿过全层肌腱，最后将缝针穿过肌肉侧缘的线圈并拉紧；同法置另一端缝针，但方向相反。而后移去牵拉上直肌的 Jameson 斜视钩。

10. 依次使用 Stevens 斜视钩和 Jameson 斜视钩勾起外直肌，然后用 Stevens 斜视钩拉开结膜以暴露上方的外直肌止端和侧缘。

11. 卡尺标记外直肌上方止点后 7~8 mm 处的巩膜。将前部肌腱经板层巩膜隧道固定于此标记处。收紧固定缝线时，通过牵拉外直肌的 Jameson 斜视钩将眼球拉至鼻上方，以便上斜肌前部肌腱尽可能靠近外直肌的上缘。最后打 3-1 领结型活结固定。

12. 重复步骤 2~11，完成对侧眼手术。

13. 再次用间接检眼镜评估眼底旋转，手术目标是双眼均无旋转或呈轻度内旋。如果上斜肌前部肌腱已足够邻近外直肌，提示内旋无法再加强；如果眼底过于内旋，则将前部肌腱悬吊后徙。

14. 当双眼的眼底旋转状态满意，则将双眼的领结型活结打死，并再打一个单结，形成一个 3-1-1 方结。然后修剪缝线。

15. 移去所有器械，对合结膜切口（通常无须缝合）。

7.9　要点与心得

- 上斜肌肌腱略带反光，紧贴眼球表面并近乎垂直于上直肌走行。周围的筋膜组织可能干扰上斜肌肌腱的识别。

- 笔者主张上斜肌术中调整，而非术后，与直肌相比，术后调整上斜肌更具难度且更为不适。

- 头灯有助于看清后部上斜肌，但不是必需。

7.9.1　上斜肌减弱术

- 先天性或获得性 Brown 综合征，只有出现明显眼性斜颈（原在位垂直斜视所致）时，才需行上斜肌手术。据报道，部分先天性病例会随年龄增长而好转 [7]，部分后天获得性病例可通过局部或全身皮质类固醇治疗而缓解。

- 颞上或鼻上结膜切口均可暴露鼻侧上斜肌肌腱，后者可以更好地保护鼻侧肌间膜。

- 上斜肌减弱术应在上直肌鼻侧进行，此处肌腱较窄，更容易勾全，减少欠矫的风险。

- 上斜肌断腱术时，断腱部位越靠近滑车，减弱效果越强。

- 上斜肌缝线延长时，有术者担心可调整缝线位于鼻侧可能会引起医源性 Brown 综合征

（可能由于滑车处出现瘢痕），遂选择将不可吸收缝线首先固定于鼻侧上斜肌肌腱，再将缝线穿过颞侧上斜肌肌腱（靠近上直肌），从而在颞侧放置可调整缝线。但置于颞侧的可调整缝线若退缩至上直肌下方，则可能会使暴露和调整更为困难。

- 除本章介绍的上斜肌缝线延长术外，上斜肌肌腱延长术还包括 Z 型断腱术[8]、肌腱劈开延长术[9]和硅胶带延长术[10]。笔者不推荐上斜肌后徙术，因为该术式需将上斜肌后部肌腱重新固定至极后方的眼球表面，可能出现抗下转综合征。

7.9.2 上斜肌加强术

- 单眼滑车神经麻痹的手术方式取决于术者。部分术者首选同侧下斜肌减弱术（详见第 6 章）。部分术者则将上斜肌加强术作为首选。
- 在上斜肌扇形止端附近勾取上斜肌肌腱时，应注意切勿损伤颞上涡静脉。该支涡静脉通常位于上直肌颞侧、前 2/3 和后 1/3 上斜肌肌腱交汇处。
- 双眼不对称的上斜肌麻痹，由于术前可能仅发现单眼异常，仅行单眼手术，术后可能会暴露对侧眼上斜肌麻痹。以下情况应怀疑可能是双眼上斜肌麻痹：双 Maddox 杆检查发现外旋大于 10°~12°、交替性上斜视、下转时出现大角度内斜视（常导致下颌内收）以及双眼均呈外旋。
- 上斜肌折叠术毕将眼球内上转以评估上斜肌紧张度时，应确保没有下压或上提眼球，否则会影响 Saunder 牵拉试验的准确性。
- 旋转融合幅度一般为 6°~8°，Harada-Ito 术将旋转斜视降低至 4°~6° 以下可以有效改善旋转复视[11]。

7.10 注意事项

- 避免盲钩上斜肌。
- 避免放置缝线和其他操作时过于靠近滑车，否则可能由瘢痕形成导致医源性 Brown 综

合征。
- 仔细分离上斜肌周围的筋膜组织有助于最大程度地减少瘢痕形成并维持肌腱的正常解剖关系。

7.11 并发症

- 损伤上直肌。
- 损伤颞上方涡静脉。
- 非直视下分离 Tenon 囊或盲钩上斜肌时容易损伤后部 Tenon 囊，导致眶脂肪粘连。
- 术后过矫：
  - 上斜肌肌腱过度折叠或滑车附近瘢痕导致医源性 Brown 综合征。
  - 过度减弱上斜肌导致上斜肌麻痹，对于 Brown 综合征的上斜肌手术应特别注意（术后应少量欠矫）。
- 术后欠矫：
  - 上斜肌肌腱离断不完全，术中重复行加强牵拉试验有助于发现。

7.12 术后护理

- 旋转复视行手术矫正后可能需较长的适应调整期。
- 上斜肌手术后散光明显者需重新验光，因为散光轴向可能发生变化[9]。

参考文献

[1] HELVESTON E M, GIANGIACOMO J G, ELLIS F D. Congenital absence of the superior oblique tendon. Trans Am Ophthalmol Soc, 1981, 79: 123-135.

[2] VON NOORDEN G K, OLIVIER P. Superior oblique tenectomy in Brown's syndrome. Ophthalmology, 1982, 89(4): 303-309.

[3] GUYTON D L. Exaggerated traction test for the oblique muscles. Ophthalmology, 1981, 88(10): 1035-1040.

[4] DEL MONTE M A, ARCHER S M. Atlas of pediatric ophthalmology and Strabismus. New York: Churchill Livingstone, 1993.

[5] HARADA M, ITO Y. Visual correction of cyclotropia. Jpn J Ophthalmol, 1964, 8: 88-96.

[6] PINELES S L, VELEZ F G. Anterior superior oblique tuck: an alternate treatment for excyclotorsion. J

AAPOS, 2018, 22(5): 393.

[7] LAMBERT S R. Late spontaneous resolution of congenital Brown syndrome. J AAPOS, 2010, 14(4): 373-375.

[8] BROOKS D R, MORRISON D G, DONAHUE S P. The efficacy of superior oblique Z-tenotomy in the treatment of overdepression in adduction (superior oblique overaction). J AAPOS, 2012, 16(4): 342-344.

[9] KUSHNER B J. Strabismus: practical pearls you won't find in textbooks. Cham, Switzerland: Springer, 2017.

[10] WRIGHT K W. Color atlas of strabismus surgery: strategies and techniques. 3rd ed. New York: Springer, 2007.

[11] GEORGIEVSKI Z, SLEEP M, KOKLANIS K. Simulated torsional disparity disrupts horizontal fusion and stereopsis. J AAPOS, 2007, 11(2): 120-124.

第 8 章　再次手术

Sylvia H. Yoo

摘要

再次手术对斜视医生而言是一个挑战，因为手术效果更难以预测，而且术中需要处理明显的瘢痕增生。此外，可能无法准确了解既往手术史，尽管病史询问和术前检查所获得的线索（比如家属对最初眼位的回忆、结膜瘢痕等）以及术中肌肉的探查对于确定最终的手术方案有一定帮助。本章主要讨论直肌的再次手术，但相关的原则也适用于斜肌。

关键词：再次手术，复发性斜视，残余性斜视，过矫，拉伸瘢痕（stretch scar）

8.1　目的

再次手术的目的是使复发或残余性斜视有所改善，处理手术过矫，同时维持眼前段血供正常，尽量减少瘢痕增生，争取获得长期良好的手术效果以避免多次手术。此外，尽可能减少瘢痕增生可以降低眼球运动受限的风险、改善外观、减轻患儿不适感，并减少将来再次手术（如必需）的困难。

8.2　益处

多数情况下，一条眼外肌可行多次手术，但每次手术都会导致新的瘢痕增生、改变正常的手术解剖并增加后续手术的难度。

8.3　预期目标

据报道，在美国，斜视术后一年内的再手术率为 6.7%[1]。术后一年后的再手术率可能更高。再次手术的预期目标是改善持续存在的斜视（伴或不伴复视）[1]。

8.4　关键原则

- 仔细查阅既往手术记录，重点了解术前斜视的情况、既往手术的肌肉和手术设计。
- 结膜瘢痕、单眼和双眼运动、目前的斜视度以及术中被动牵拉试验的结果有助于制订再次手术的方案。
- 若对已手术的肌肉再次手术，应对瘢痕组织有所预测并设计处理对策。穹窿结膜切口可用于再次手术，本章将对此进行介绍，但也有术者更倾向于角膜缘结膜切口以便更好地暴露术野。对部分病例而言，需通过探查眼外肌以明确或确认肌止端的位置，并据此决定最终的手术方案。
- 直肌的再次手术包括既往后徙肌肉再后徙或前徙，以及既往截除肌肉再截除或后徙。

8.5　适应证

斜视复发或过矫，可发生于斜视术后数月至数年。

8.6 禁忌证

对于曾在多条眼外肌上行多次手术的复杂斜视，应使患儿家属充分理解再次手术的潜在收益和风险。若患儿家属有不切实际的手术预期，或手术风险可能超过预期收益，则不宜立即再次手术。若斜视持续或进展，可以随访一段时间后再考虑手术。

8.7 术前准备

若患儿曾于其他医院行斜视手术，应尽可能从患儿家属和病历中详尽了解病史，必要时联系既往手术的医生和医院。检查患儿既往手术的征象，如结膜瘢痕和眼球运动受限等。术中被动牵拉试验对最终手术计划的确定至关重要。向患儿及其家属交代可能发生的术后不适（如术中分离瘢痕组织会加重术后不适）和将来多次手术的可能。

8.8 操作技巧

1. 按第 4 章 4.8.1 所述行被动牵拉试验，以确定最终的手术计划。

2. 用 Jameson 斜视钩或 Guyton 斜视钩勾取直肌后，将斜视钩的头端顶向角膜缘，以判断肌肉是否勾全、结膜下是否有明显的瘢痕组织。

3. 若疑有结膜下瘢痕，用钝性 Westcott 剪在结膜与肌肉之间仔细行钝性分离，分离的范围应达整个肌肉宽度并延至肌肉后部（图 8.1）。同时，也应将结膜与肌止端前方的巩膜钝性分离。若瘢痕组织牢固，则需锐性分离，但锐性分离前应尽可能将瘢痕组织暴露清楚，操作时应避免损伤肌肉或血管。

4. 当瘢痕组织松解充分后，将 Westcott 剪的头端闭合并伸入肌肉表面达整个肌肉宽度，从肌止端前方经肌止端滑至肌腹。若此滑动过程顺畅，证实瘢痕组织已充分松解。而后用 Stevens 斜视钩小心地将结膜掀离

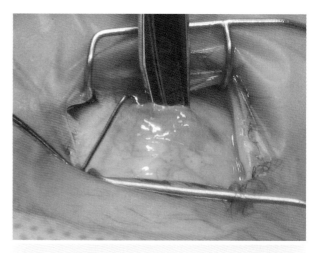

图 8.1 若存在结膜下瘢痕，勾住肌肉后需在结膜和肌肉之间行钝性分离

Jameson 斜视钩或 Guyton 斜视钩的头部。

5. 后续减弱或加强肌肉的步骤参见第 4 章，需注意的是，后续操作可能会发现新的瘢痕组织。

瘢痕组织包括肌止端和肌肉之间的拉伸瘢痕（stretch scar），这种瘢痕可以显著减弱肌肉的力量。拉伸瘢痕可呈条纹状，类似于肌肉，通过仔细观察以及对正常解剖的熟知可以甄别。若发现拉伸瘢痕，通常需将其切除。

8.9 要点与心得

• 即便对既往未行手术的肌肉进行手术，其手术效果也可能会受既往手术的影响。例如，既往曾行直肌后徙术，再次手术行拮抗肌截除术，其产生的效果可能有所增强。

• 尽管再次手术倾向于选择既往未行手术的肌肉以避免瘢痕组织的影响，但在某些情况下需要选择既往进行过手术的肌肉。例如，内斜视患儿行内直肌后徙术后发生续发性外斜视，再次手术可以选择外直肌后徙，但若存在内转不足或看近的外斜度数大于看远，则需选择既往后徙的内直肌前徙。

• 被动牵拉试验不仅需在手术开始前进行，术中也可能需要重复进行，以判断瘢痕所致的

限制因素是否充分解除。
- 在某些情况下，分离和解除眼外肌周围的肥厚瘢痕和粘连可能就足以解决由瘢痕和粘连所导致的限制性斜视。
- 在曾行手术的肌肉上再次手术，其效果难以预测。合适的病例可以使用可调整缝线[2]。
  - 少量后徙对曾行后徙的肌肉可能会产生相对较大的作用。
  - 前徙曾行后徙的肌肉可能产生相对较小的作用，所以前徙的同时可做少量的肌肉截除。
  - 后徙曾行截除的肌肉较后徙未行手术的肌肉，产生的作用可能更大。
  - 再次截除曾行截除的肌肉较截除未行手术的肌肉，产生的作用可能稍有增大。
- 对于曾行多次手术且瘢痕明显的患儿，可以考虑结膜下注射地塞米松以减少新生瘢痕。

8.10　注意事项

- 避免分离和松解瘢痕组织时误伤肌肉或血管。
- 避免将拉伸瘢痕误认为肌肉。

- 对组织操作过多，可能会导致瘢痕增生严重。

8.11　并发症

- 严重的瘢痕导致眼球运动受限、增加患儿不适感、影响美观以及加大再次手术的难度。
- 眼前段缺血。
- 患儿和家属应知晓再次手术仍有欠矫和过矫的风险。

8.12　术后护理

若术中分离的瘢痕组织明显，则术后局部使用皮质类固醇的时间应相应延长，并需监测眼压。

参考文献

[1] REPKA M X, LUM F, BURUGAPALLI B. Strabismus, strabismus surgery, and reoperation rate in the United States: analysis from the IRIS registry. Ophthalmology, 2018, 125(10): 1646-1653.
[2] DEL MONTE M A, ARCHER S M. Atlas of pediatric ophthalmology and strabismus surgery. New York: Churchill Livingstone, 1993.

第 9 章　斜视的特殊术式

Catherine S. Choi, Sylvia H. Yoo

摘要

既往有许多特殊的手术方式用于治疗复杂斜视。本章精选部分术式介绍,其中大多数术式改变了眼外肌的矢力方向,同时可以联合肌肉加强或减弱术。这些术式有可能成为手术医生处理复杂斜视的秘诀。需要注意的是,本章并未涵盖所有的斜视新术式,但笔者给出了一些术式的参考文献以供读者进一步学习。

关键词:复杂斜视,转位术,后固定缝线,Y型劈开术,部分肌腱后徙术,颅神经麻痹,Duane眼球后退综合征,上射,下射,复视

9.1　目的

除第1章1.1所述的手术目的外,本章介绍的斜视的特殊术式还有其特别的目的。

9.1.1　转位术

对于直肌功能不足的患儿,转位术通过将眼球拉向此直肌的作用方向以改善眼位。

9.1.2　后固定缝线

通过在直肌止端后方新增一个辅助止点,减弱该肌肉在其作用方向的力量,但在其他方向不会导致过矫。此外,该术式还可增加配偶肌的神经支配,这也是眼位改善的原因。

9.1.3　外直肌 Y 型劈开术

通过加宽外直肌的止端以稳定位置、防止外直肌向眼球上方或下方滑动,改善 Duane 眼球后退综合征患儿内转时水平直肌同步收缩(缰绳现象)所致的上射或下射。若眼球后退明显,同时伴眼球内陷,内、外直肌同时大量后徙(约10mm)也可解决上射或下射,无须行 Y 型劈开。

9.1.4　部分肌腱后徙术

该术式可解决小角度垂直斜视引起的复视,取代三棱镜光学治疗。

9.2　益处

- 制订复杂斜视的最佳治疗方案时,熟知这些术式有助于术者为患儿提供更多的手术方式选择。
- 对于完全性外展神经麻痹,转位术较退 - 截术更为有效。对完全麻痹的外直肌行截除术难以获得长期的眼位改善,而且由于存在眼前段缺血的风险,势必妨碍后续的垂直直肌转位术,所以完全性外展神经麻痹不推荐退 - 截术。

9.3　预期目标

- 改善眼位是斜视手术的主要目标。
- 转位术和 Y 型劈开术并不能使眼球运动正常。

- 后固定缝线可以改善眼球运动的非共同性，部分肌腱后徙术后可以不再使用三棱镜。

9.4　关键原则

- 若必要，这些特殊术式可以联合肌肉减弱或加强术，但应了解既往是否有斜视手术史。若曾行多条直肌的离断，应注意眼前段缺血的风险。
- 一些式需尽可能向眼眶深后方暴露眼外肌，以有效改变肌肉的矢力方向。

9.5　适应证

9.5.1　转位术

适用于各种原因导致的直肌功能不足（通常由先天性或后天性的神经支配异常所致）。

- 外展神经（第六对颅神经）麻痹导致的外直肌功能部分或完全丧失。
- Duane 眼球后退综合征，尤其伴内斜视和外转不足。
- 无下直肌限制的单眼上转不足。
- 无法解剖复位或肌力始终不足的医源性或外伤性直肌滑脱。
- 动眼神经（第三对颅神经）麻痹。
  - 通常呈外下斜视，但眼位取决于动眼神经上、下支的受累程度，这直接影响手术方案。
  - 有报道采用外直肌内侧转位[1]，即借助 Gass 斜视钩将外直肌经巩膜与垂直直肌、斜肌之间转位至内直肌止端附近。
  - 也可采用不可吸收缝线将外直肌固定在眶壁骨膜[2]，这种方式可最大程度地减弱外直肌，而且是可逆的。
- 先天性直肌缺如（罕见）。

9.5.2　后固定缝线

- 集合过强型内斜视（高 AC/A）。
- 对于直肌功能不足的非共同性斜视，可在其配偶肌上放置后固定缝线，从而使两者的肌

力平衡。例如，左眼外展神经麻痹的患儿，左侧注视时右眼内斜明显，但原在位内斜明显减轻，可在行左眼水平直肌手术同时，在右眼内直肌放置后固定缝线。

9.5.3　外直肌 Y 型劈开术

外直肌 Y 型劈开术仅适用于伴上射或下射的 Duane 眼球后退综合征。

9.5.4　部分肌腱后徙术

小度数垂直斜视导致复视，且有摆脱三棱镜的需求，如有运动爱好的复视患儿不愿意佩戴三棱镜。

9.6　禁忌证

除第 1 章 1.6 介绍的斜视手术禁忌证外，离断多条直肌会增加眼前段缺血的风险，包括罕见的先天性直肌缺如的手术。

9.7　术前准备

如第 1 章 1.7 所述，首先应进行全面的知觉和运动功能检查。有斜视手术史的患儿应尽可能获取既往手术记录。尽管先天性直肌缺如颇为罕见，一旦怀疑应完善影像学检查[3]。术中被动牵拉试验对确定最终的手术方案至关重要。此外，对于存在眼外肌神经支配异常的患儿，应确保患儿及家属理解斜视手术无法使眼球运动完全恢复正常。

9.8　操作技巧

9.8.1　转位术

外直肌功能不足，可将上直肌或同时将上、下直肌转位至外直肌止端旁。对于无下直肌限制的单眼上转不足，可以采取类似式，即将内、外直肌转位至上直肌止端旁（Knapp 手术）。

有多种转位术式：

- 全肌腱转位术将在下面介绍。
- Hummelsheim 术式为垂直直肌的部分肌腱转

位，由于仅离断了一部分肌腱，另一部分肌腱的睫状前血管得以保留。

- Jensen 术式需将肌肉从中间劈开，但并未离断肌肉，然后用不可吸收缝线将劈开的一半肌肉和功能不足的肌肉进行联结。尽管理论上该术式并未损伤血管，但仍有眼前段缺血的报道[4]。此外，该术式操作困难，瘢痕形成的风险较其他术式更大，使得再次手术更具挑战。

在功能不足的肌肉和拟转位的肌肉之间做穹窿结膜切口，若需转位两条肌肉，则同时做两个穹窿结膜切口。例如，将垂直直肌转位至功能不足的外直肌旁，需同时做颞上和颞下穹窿结膜切口。

1. 用斜视钩勾住拟转位的直肌，钝性分离其表面的 Tenon 囊和结缔组织，注意应一直分离至垂直直肌的深后部，以免术后出现明显的睑裂变化。此外，上直肌和上斜肌肌腱之间的筋膜组织也应充分分离，以减少垂直斜视的风险。

2. 在肌止端附近以 6-0 双针聚乳酸羟基乙酸缝线套扎肌肉，而后将其离断，具体步骤参见第 4 章 4.8.3 中的直肌后徙术。

3. 经同一穹窿结膜切口用 Jameson 斜视钩或 Guyton 斜视钩勾取功能不足的肌肉，钝性分离出其靠近转位肌肉的一侧止点，暴露止点附近的巩膜，以便后续在此处固定转位的肌肉。

4. 将离断的转位肌肉固定至功能不足的肌肉附近（图 9.1）。操作时将转位肌肉近功能不足肌肉的断端固定至功能不足肌肉的止点后方，将远离功能不足肌肉的断端固定至止点附近，这样使转位肌肉的新止端的中心位于功能不足肌肉的止点。

增强转位效果的改良转位术包括：

- 用 6-0 不可吸收聚酯纤维缝线将转位肌肉的 1/4 宽度肌腹固定至功能不足肌肉附近的巩膜上。注意固定的位置至少应在功能不足肌肉的肌止端后方 12~14 mm，由于位置偏后，操作颇有难度。

- 用 6-0 不可吸收聚酯纤维缝线将转位肌肉的

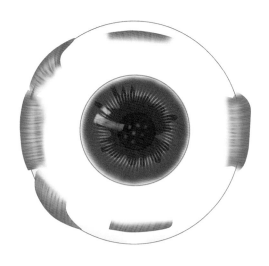

图 9.1　上、下直肌转位至功能不足的外直肌旁

1/4 宽度肌腹和功能不足肌肉的 1/4 宽度肌腹于功能不足肌肉止端后 5~6 mm 进行联结[5]。

9.8.2　后固定缝线

穹窿结膜切口或角膜缘结膜切口皆可，但角膜缘结膜切口可以更好地暴露后部巩膜。后固定缝线通常联合肌肉后徙术，肌肉离断后更易暴露后部巩膜。

1. 在肌止端附近以 6-0 双针聚乳酸羟基乙酸缝线套扎肌肉，而后将其离断，具体步骤参见第 4 章 4.8.3 中的直肌后徙术。

2. 用卡尺或 Scott 弯尺自原肌止端中点向后量取 12~14 mm 并于巩膜表面做标记。用 6-0 双针不可吸收聚酯纤维缝线在标记处平行于原肌止端穿行板层巩膜[5]。与此同时，用有齿镊夹住原肌止端并向对侧转动眼球，以充分暴露后部巩膜并稳定眼球。

3. 将不可吸收缝线上的缝针从术野中心移开。

4. 将离断的肌肉固定至拟后徙的位置。

5. 将上述不可吸收缝线上的两根缝针在原肌止端后 12~14 mm 处自肌肉巩膜面穿至肌肉表面，穿行的位置分别距对应的肌肉侧缘约 1/3 肌肉宽度。操作时可用 Stevens 斜视钩抬起肌肉边缘。

或在离断肌肉前先确定好原肌止端后 12~14 mm 所对应的肌腹位置。在此位置将 6-0 双针不可吸收缝线的一根缝针从距离肌肉侧缘约 1/3 宽度处自肌肉巩膜面穿行至肌肉表面[6]。操作时可用 Stevens 斜视钩抬起肌肉边缘。而后离断肌肉。用卡尺或 Scott 弯尺自原肌止端中点向后量取 12~14 mm 并于巩膜上做标记。将不可吸收缝线的另一根缝针（连于肌肉巩膜面）于标记处平行于原肌止端穿行板层巩膜。穿行巩膜时，需用有齿镊夹住原肌止端并向对侧转动眼球，以充分暴露后部巩膜并稳定眼球。然后，再将此缝针在第一根缝针的对侧，从距离肌肉边缘约 1/3 肌肉宽度处，自肌肉巩膜面穿行至肌肉表面（图 9.2）。最后将离断的肌肉固定至拟后徙的位置。

6. 将不可吸收缝线完全拉出肌肉表面，确保肌肉与巩膜之间的缝线无松弛，而后在肌腹上打 1-1 方结，打结时不宜将缝线拉得过紧，以防肌肉坏死。

若不准备同时行直肌后徙术，则可用两根单针不可吸收缝线（或将双针缝线剪半）行后固定术。

1. 用斜视钩勾取肌肉并将其尽量向对侧牵拉，钝性分离肌肉表面的结缔组织直至肌肉深后部，充分暴露肌腹。

2. 卡尺或 Scott 弯尺自肌止端向后量取 12~14 mm 并在巩膜上做标记。

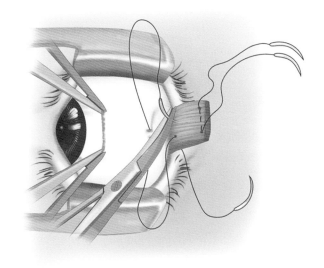

图 9.2 若同时行肌肉后徙术，可在肌肉离断后于板层巩膜上放置后固定缝线

3. 用 Stevens 斜视钩抬起一侧肌肉边缘，6-0 不可吸收聚酯纤维缝线在此肌肉边缘的下方于巩膜标记处穿行板层巩膜。

4. 移去 Stevens 斜视钩，将缝针从距离同侧肌肉边缘约 1/4 肌肉宽度处自肌肉巩膜面穿行至肌肉表面，而后将缝线打结以将后部肌腹固定于巩膜表面。

5. 在肌止端后 12~14 mm 的另一侧肌肉边缘重复上述步骤。

9.8.3 外直肌 Y 型劈开术

1. 自颞下方穹窿结膜切口勾出外直肌，钝性分离肌肉表面的 Tenon 囊和结缔组织直至肌肉的深后部。

2. 用两把 Stevens 斜视钩将肌肉自肌止端的中点向后 14~15 mm 钝性劈为两半。必要时可使用 Westcott 剪。

3. 用两根 6-0 双针聚乳酸羟基乙酸缝线于肌止端附近对劈开的两半肌肉分别行套扎：缝针先穿行板层肌肉至肌肉侧缘，而后分别于肌肉两侧再穿行全层肌肉，最后缝针从缝线在侧缘形成的线圈中穿出锁紧缝线。

4. 用钝性 Westcott 剪将两半肌肉从肌止端离断。

5. 按以下方法将两半肌肉经板层巩膜固定：上半部分肌肉的下缘固定于原肌止端的上方止点，下半部分肌肉的上缘固定于原肌止端的下方止点（图 9.3）。

9.8.4 部分肌腱后徙术

垂直直肌部分肌腱后徙术，每后徙 1 mm 约矫正 1.5 PD 的垂直斜视[7]。

1. 开睑器开睑，钝性 Westcott 剪于角膜缘后 8 mm 做平行于睑缘的穹窿结膜切口（上直肌手术做颞上或鼻上切口，下直肌手术做颞下或鼻下切口）。

2. 依次用 Stevens 斜视钩和 Jameson 斜视钩勾取垂直直肌，然后将 Jameson 斜视钩的头端顶向角膜缘，以确保肌肉勾取完整。

3. 用 Stevens 斜视钩将结膜掀离 Jameson 斜视钩的头端。

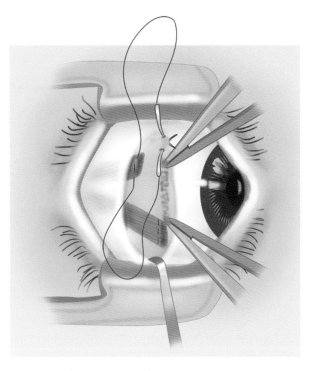

图 9.3　外直肌 Y 型劈开术，将上半部分肌肉的下缘固定于原肌止端的上方止点，下半部分肌肉的上缘固定于原肌止端的下方止点

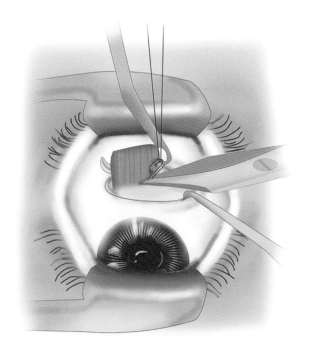

图 9.4　部分肌腱后徙术，套扎和离断垂直直肌一端，同时保留一条睫状前血管

4. 用 Westcott 剪打开覆盖在 Jameson 斜视钩头端的肌间膜，而后用 Stevens 斜视钩伸入肌间膜的开口行止点试验，以确认垂直直肌是否勾取完整。

5. 用 Westcott 剪钝性和锐性分离肌肉及其止端表面的结缔组织。

6. 将 6-0 单针聚乳酸羟基乙酸缝线的缝针自一侧肌腱边缘穿入板层肌腱并于肌腱中央穿出，然后返回至肌腱侧缘并穿行约 1/4 肌腱宽度的全层肌腱，最后将缝针从缝线在肌腱侧缘形成的线圈中穿出锁紧缝线。

7. 将所套扎的肌腱侧离断，直至距离对侧肌腱边缘约 2 mm，相当于离断约 7/8 肌腱宽度。注意不要损伤对侧肌腱边缘附近的睫状前血管（图 9.4）。

8. 将肌肉断端重新固定于拟后徙的位置。

9. 将缝线打 3-1-1 方结，使肌腱的完整端与后徙端呈一条斜线（图 9.5）。

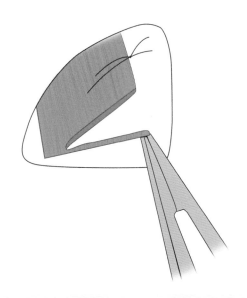

图 9.5　部分肌腱后徙术，根据术前斜视度确定部分垂直直肌的后徙量

10. 推压结膜以闭合切口，通常无须缝合。

9.9　要点与心得

9.9.1　转位术

• 采用何种转位术式取决于术者偏好和患儿的

眼前段缺血风险。穿窿结膜切口可能更有利于保护眼前段血液循环。

- 若行部分肌腱转位术，其操作原则与全肌腱转位术相似：
  - 仅需钝性分离拟转位肌肉表面的结缔组织。
  - 应尽量向深后方劈开肌肉，达肌止端后 12~15 mm。
- 行转位术同时，通常需对功能不足直肌的拮抗肌行减弱术，包括直肌后徙或肉毒杆菌毒素注射，但应注意离断的直肌总数，避免发生眼前段缺血。
- 研究表明，对于外展神经麻痹或伴有内斜视的 Duane 眼球后退综合征，仅转位上直肌即可获得较好的效果，且不会造成旋转或垂直复视 [8]。同时，眼前段缺血的风险也会降低。操作时应将上直肌和上斜肌肌腱之间的筋膜联系充分分离，以降低垂直斜视的风险。

9.9.2　后固定缝线

- 应采用短的铲针穿行后部巩膜。
- 后固定缝线的位置应尽可能向深后部（至少距原肌止端 12~14 mm）才能起效。
- 由于需暴露的术野位置偏后，穿行板层巩膜时发生眼球穿透的风险较大，故此术式颇具挑战，仅在特定患儿中使用。可塑性带状拉钩有助于暴露眼球后部的位置。

9.9.3　外直肌 Y 型劈开术

- 重新固定劈开的肌肉时，应保持肌肉宽度不变。
- 伴有内斜视的 Duane 眼球后退综合征，原在位为内斜或存在面转，行外直肌 Y 型劈开的同时可行内直肌后徙。
- 伴有外斜视的 Duane 眼球后退综合征，劈开外直肌同时也可行后徙，后徙量应自原肌止端的上、下止点进行测量 [9]。
- 劈开的两半肌肉重新固定的位置应至少相距一个原肌止端宽度，才能有效地改善上射或下射。

- 若不同时行外直肌后徙术，Y 型劈开术应不影响水平眼位。

9.9.4　部分肌腱后徙术

- 每后徙 1.0 mm 的垂直直肌全肌腱矫正约 3 PD 的垂直斜视；因此，每后徙 1.0 mm 的垂直直肌部分肌腱矫正约 1.5 PD 的垂直斜视。通常，部分肌腱后徙术的最大后徙量为 5.0 mm。
- 若术前存在旋转，则应谨慎选择肌肉的后徙端以协助矫正旋转。若术前存在内旋，应选择上直肌的颞侧端或下直肌的鼻侧端后徙。同样，若术前存在外旋，则应选择上直肌的鼻侧端或下直肌的颞侧端后徙。
- 若向上注视时垂直斜视度更大，则选择部分后徙高位眼的上直肌；否则，选择部分后徙低位眼的下直肌。若垂直斜视没有非共同性，则上直肌或下直肌均可选择，但应该注意的是，上直肌的部分肌腱后徙术更具欠矫风险 [7]，而下直肌的部分肌腱后徙术更具过矫风险，且更易影响向下注视和阅读时的眼位。

9.10　注意事项

- 避免转位术时同时离断 3 条或更多直肌。
- 同时转位两条直肌时，如果两条肌肉的固定位置不对称，可能导致新的垂直和（或）旋转斜视。
- 若后部巩膜暴露不佳，放置后固定缝线时易发生眼球穿透。

9.11　并发症

除第 1 章 1.11 中介绍的风险外，还有如下可能：
- 转位术后出现新发的旋转和（或）垂直斜视，此外，部分肌腱后徙术在理论上可导致旋转复视。
- 后固定缝线的位置已足够靠后，但仍无效。
- 眼前段缺血始终是一个潜在的风险，尤其是转位术中离断 3 条或更多直肌时。若风险较大可能需更换术式。

• 缝针穿行后部巩膜会增加眼球穿透的风险。

9.12 术后护理

见第 1 章 1.12 中的术后护理。

参考文献

[1] GOKYIGIT B, AKAR S, SATANA B, et al. Medial transposition of a split lateral rectus muscle for complete oculomotor nerve palsy. J AAPOS, 2013, 17(4): 402-410.

[2] VELEZ F G, THACKER N, BRITT M T, et al. Rectus muscle orbital wall fixation: a reversible profound weakening procedure. J AAPOS, 2004, 8(5): 473-480.

[3] ASTLE W F, HILL V E, ELLS A L, et al. Congenital absence of the inferior rectus muscle: diagnosis and management. J AAPOS, 2003, 7(5): 339-344.

[4] BLEIK J H, CHERFAN G M. Anterior segment ischemia after the Jensen procedure in a 10-year-old patient. Am J Ophthalmol, 1995, 119(4): 524-525.

[5] WRIGHT K W. Color atlas of strabismus surgery: strategies and techniques. 3rd ed. New York: Springer, 2007.

[6] DEL MONTE M A, ARCHER S M. Atlas of pediatric ophthalmology and strabismus surgery. New York: Churchill Livingstone, 1993.

[7] SINGH J, CHOI C S, BAHL R, et al. Partial tendon recession for small-angle vertical strabismus. J AAPOS, 2016, 20(5): 392-395.

[8] MEHENDALE R A, DAGI L R, WU C, et al. Superior rectus transposition and medial rectus recession for Duane syndrome and sixth nerve palsy. Arch Ophthalmol, 2012, 130(2): 195-201.

[9] VELEZ F G, VELEZ G, HENDLER K, et al. Isolated Y-splitting and recession of the lateral rectus muscle in patients with exo-Duane syndrome. Strabismus, 2012, 20(3): 109-114.

第 10 章　肉毒杆菌毒素注射治疗斜视

Sylvia H. Yoo

摘要

肉毒杆菌毒素注射是一种减弱肌力的方法，可用于替代或辅助斜视手术。

关键词：肉毒杆菌毒素，注射用 A 型肉毒毒素（保妥适），内斜视，化学去神经法，上睑下垂

10.1　目的

肉毒杆菌毒素注射是一种治疗斜视的方法，可以改善眼位、促进双眼视功能恢复。

10.2　益处

- 微创操作，保留眼外肌的完整性，不影响后续再行手术治疗，也适用于存在眼前段缺血风险的患者。
- 操作时间较短。儿童行肉毒杆菌毒素注射与斜视手术相同都需要全身麻醉，但麻醉时间明显缩短[1]。
- 无须离断肌肉，减少眼前段缺血的风险。
- 对于斜视度不稳定或定量困难的患儿，肉毒杆菌毒素注射不失为一种治疗选择，但应告知患儿及家属最终可能仍需手术。肉毒杆菌毒素注射无须稳定的斜视检查结果，这使得斜视度不稳定或定量困难的患儿得以尽早治疗，避免术前重复多次检查或推迟手术。此外，肉毒杆菌毒素注射后可以评估患儿的融合潜力。

- 肉毒杆菌毒素注射后部分患儿的斜视可不复发，无须再行手术。
- 发生严重并发症的风险较低，术后长期过矫的风险也可能较低[2]。

10.3　预期目标

肉毒杆菌毒素注射后早期常出现斜视过矫和上睑下垂[2]，术前应详细告知患儿及家属，使其对结果有所预知，减少不必要的担心。随着斜视改善，上睑下垂也逐渐恢复。

10.4　关键原则

- 肉毒杆菌毒素作用于神经肌肉接头处，阻断突触前膜乙酰胆碱的释放。其对肌肉的麻痹作用出现于注射后 2~4 天，并维持 8~12 周。
- 虽然肉毒杆菌毒素对神经肌肉接头的作用是暂时的，但注射肌肉及其拮抗肌可能会发生重塑。由于注射肌肉出现麻痹，拮抗肌会产生轻度挛缩，转而拉长注射肌肉。即便药效消失，这种变化仍会持续。
- 此外，幼儿视觉发育期使用肉毒杆菌毒素改善眼位，有利于提高中枢的融合功能，促进治疗效果的长期稳定。
- 与手术治疗相比，肉毒杆菌毒素注射治疗对眼位的改善和稳定更依赖于融合潜力。
- 肉毒杆菌毒素的注射量越大，不良反应的发生率越高，特别是上睑下垂和毒素向其他眼外肌弥散，尽管这些反应是暂时的。此外，

直接在肌肉上注射较大量的肉毒杆菌毒素会加重患者的不适感。

10.5　适应证

自 20 世纪 70 年代肉毒杆菌毒素就用于治疗斜视[3]，1989 年美国食品药品监督管理局（FDA）正式批准其用于斜视治疗[4]。肉毒杆菌毒素注射主要用于治疗多种类型的内斜视：

- 具有融合潜力的中等度数（20~35 PD）内斜视，包括婴幼儿型内斜视[5]、急性共同性内斜视[1] 和周期性内斜视[6]。
- 大于 50~60 PD 的大角度内斜视，内直肌后徙同时联合肉毒杆菌毒素注射，以减少内直肌的后徙量，因为内直肌后徙大于 6.0~6.5 mm 可能会增加远期过矫的风险。
- 外展神经麻痹急性期，观察外展神经恢复情况的同时，内直肌行肉毒杆菌毒素注射可以减少内直肌挛缩，且有助于治疗患儿可能出现的弱视[4]。
- 对外展神经麻痹或伴内斜视的 Duane 眼球后退综合征行眼外肌转位术时，可联合内直肌的肉毒杆菌毒素注射，保留内直肌的完整性、降低眼前段缺血的风险[7]。

肉毒杆菌毒素注射治疗的其他斜视类型和情况包括：

- 残余性斜视或术后过矫，特别是术后斜视呈间歇性发生者[8]。
- 部分调节性内斜视[9] 和脑瘫患儿伴内斜视[10]。
- 检查结果不稳定或定量困难的斜视患者也可行肉毒杆菌毒素注射。

10.6　禁忌证

- 大角度斜视（>40 PD）和慢性麻痹性斜视，仅使用肉毒杆菌毒素注射治疗的效果较差。
- 外斜视的疗效不佳[5]。
- 融合潜力不佳者，肉毒杆菌毒素注射的治疗效果可能难以满意。

10.7　术前准备

术前需行全面的眼球运动和知觉功能检查，详见第 1 章 1.7 "术前准备"部分。目前尚无根据斜视度或斜视类型决定注射剂量的标准化指南。笔者使用注射用 A 型肉毒毒素（保妥适）的一般原则如下：

- 每条肌肉：注射 5 U 矫正 25~30 PD，注射 7.5 U 矫正 35~40 PD。
- 较小和较大度数的斜视分别采用 2.5 U 的较小剂量和 10 U 的最大剂量。
- 大角度内斜视（≥60 PD），若加强内直肌后徙的效果，每条内直肌可注射 5 U。
- 完全性外展神经麻痹，同侧内直肌注射 5~7.5 U。部分性外展神经麻痹，注射 2.5~3 U。

10.8　操作技巧

通过相关解剖学标志和对眼外肌走行的了解，注射肉毒杆菌毒素时可以无须肌电图（EMG）的辅助。此外，全身麻醉也会抑制肌电活动，使 EMG 的可靠性下降。

1. 将 0.9% 的无菌生理盐水注入注射用 A 型肉毒毒素（保妥适）瓶中并轻轻混匀。生理盐水的具体用量参见本章 "要点与心得"部分。
2. 用带有 18 G 针头的 1 ml 结核菌素注射器抽取所需量的肉毒杆菌毒素，另外再多抽取约 0.075 ml 以抵消后续更换针头时的药物损耗。
3. 将 18 G 针头替换为 1.5 in（1 in=2.54 cm）长的 27 G 针头，排空针头中的空气后重新检查注射器内的药量。若拟行多条肌肉的注射，应采用独立的注射器及针头分别准备每条肌肉的用药。
4. 患者取仰卧位并全身麻醉。眼内滴入 2.5% 的去氧肾上腺素以收缩结膜血管，减少结膜下出血的风险，清晰显示肌肉内睫状前血管。
5. 开睑器开睑，眼内依次滴入 1 滴丙美卡因和 5% 聚维酮碘。

6. 内直肌注射时，用有齿镊夹持眼球并外转。再用一把镊子经结膜夹起内直肌，以确认注射部位。

7. 针头斜面朝向肌肉，自半月皱襞的稍颞侧穿入结膜（图 10.1）。操作时将持针的手支撑于患者的面部。

8. 针穿入结膜后，沿内直肌的走行稍向后推进约 2 cm 直至针尖触及眶内壁，而后将针稍回退。

9. 当针的位置稳定后，将注射器内肉毒杆菌毒素全部注入肌肉。

10. 抬高床头 1~2 分钟以减少毒素向眼轮匝肌扩散，降低发生上睑下垂的风险 [1]。

11. 若需继续注射其他肌肉，则将床头放平，重复上述步骤。

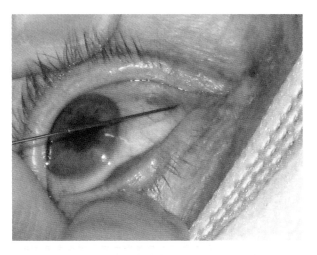

图 10.1　针头斜面朝向肌肉，自半月皱襞的稍颞侧穿入结膜，并沿着内直肌的走行进针

10.9　要点与心得

- 较高的肉毒杆菌毒素配制浓度（U/ml）可能会降低上睑下垂或毒素向其他眼外肌弥散的风险。配制浓度越高，需注入的液体量越少，因此毒素向注射肌肉外扩散的机会也可能越小 [5]。若拟配制成 5 U/0.05 ml 的浓度，可在 100 U 的注射用 A 型肉毒毒素（保妥适）加入 1 ml 的 0.9% 无菌生理盐水。若需注射 10 U，则可加入 0.5 ml 的生理盐水配制成 10 U/0.05 ml 的浓度。

- 临床通常使用注射用 A 型肉毒毒素（保妥适）治疗斜视。其他类型的肉毒杆菌毒素也可用，但需注意的是与注射用 A 型肉毒毒素（保妥适）并不等效 [5]。

10.10　注意事项

- 避免角膜刺激或擦伤。
- 避免结膜下出血。
- 避免误注射或毒素扩散到相邻肌肉。
- 避免伤及眼球。

10.11　并发症

- 肉毒杆菌毒素注射治疗后斜视复发率和再手术率似乎较高，但尚无明确证据。斜视复发可以再次注射肉毒杆菌毒素或手术治疗 [8, 11]。

- 术后早期常出现上睑下垂和过矫，术前应详细告知患儿及家属。

- 由于针头邻近球壁，可能会穿透眼球，但较为罕见。

10.12　术后护理

肌肉注射造成的损伤轻微，术后多无须用药。如有必要，术后可使用抗生素和皮质类固醇的复方眼液 1 周。

参考文献

[1] WAN M J, MANTAGOS I S, SHAH A S, et al. Comparison of botulinum toxin with surgery for the treatment of acute-onset comitant esotropia in children. Am J Ophthalmol, 2017, 176: 33-39.

[2] MAHAN M, ENGEL J M. The resurgence of botulinum toxin injection for strabismus in children. Curr Opin Ophthalmol, 2017, 28(5): 460-464.

[3] SCOTT A B. Botulinum toxin injection into extraocular muscles as an alternative to strabismus surgery. Ophthalmology, 1980, 87(10): 1044-1049.

[4] ESCUDER A G, HUNTER D G. The role of botulinum toxin in the treatment of strabismus. Semin Ophthalmol, 2019, 34(4): 198-204.

[5] DE ALBA CAMPOMANES A G, BINENBAUM G, CAMPOMANES EGUIARTE G. Comparison of botulinum toxin with surgery as primary treatment for infantile esotropia. J AAPOS, 2010, 14(2): 111-116.

[6] AKYUZ UNSAL A I, ÖZKAN S B, ZIYLAN S. Role of botulinum toxin type A in cyclic esotropia: a long-term follow-up. J Pediatr Ophthalmol Strabismus, 2019, 56(6): 360-364.

[7] ROSENBAUM A L, KUSHNER B J, KIRSCHEN D. Vertical rectus muscle transposition and botulinum toxin (Oculinum) to medial rectus for abducens palsy. Arch Ophthalmol, 1989, 107(6): 820-823.

[8] COUSER N L, LAMBERT S R. Botulinum toxin a treatment of consecutive esotropia in children.

Strabismus, 2012, 20(4): 158-161.

[9] FLORES-REYES E M, CASTILLO-LÓPEZ M G, TOLEDO-SILVA R, et al. Botulinum toxin type A as treatment of partially accommodative esotropia. Arch Soc Esp Oftalmol, 2016, 91(3): 120-124.

[10] PETRUSHKIN H, OYEWOLE K, JAIN S. Botulinum toxin for the treatment of early-onset esotropia in children with cerebral palsy. J Pediatr Ophthalmol Strabismus, 2012, 49(2): 125.

[11] LEFFLER C T, VAZIRI K, SCHWARTZ S G, et al. Rates of reoperation and abnormal binocularity following strabismus surgery in children. Am J Ophthalmol, 2016, 162: 159-166.

第二部分

眼眶手术

第 11 章　鼻泪管探通、置管和球囊
　　　　　扩张术　　　　　　　　73
第 12 章　皮样囊肿切除术　　　　82

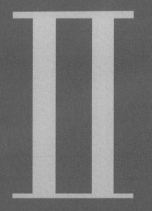

第 11 章　鼻泪管探通、置管和球囊扩张术

Catherine S. Choi, Maanasa Indaram

先天性鼻泪管阻塞（nasolacrimal duct obstruc-tion，NLDO）多在 1 岁内自愈。若 NLDO 持续不愈，可行泪道探通术。本章主要介绍泪液排出系统的相关解剖和治疗先天性 NLDO 成功率较高的手术方法。

NLDO 的临床表现为溢泪（婴儿早期即出现）、睫毛结痂、黏脓性分泌物、反复发生的结膜炎、眼睑水肿和眼部刺激症状。最常见的病因是位于鼻泪管远端与下鼻道交界处的 Hasner 瓣持续关闭，偶见泪小点发育不全或缺如。此外，鼻腔和泪骨处的骨性阻塞也会影响泪液经鼻泪管排出。一些婴儿可出现泪囊囊肿，反复炎症和感染（泪囊炎）会导致泪囊扩张，表现为内眦下方的红斑样结节。

关键词：先天性鼻泪管阻塞、泪囊囊肿、鼻泪管探通和冲洗、鼻泪管置管、球囊扩张术

11.1　目的

- 恢复泪液经泪道的正常引流，减轻由鼻泪管阻塞导致的持续性溢泪。
- 阻止继发于 NLDO 的泪囊炎和反复出现的结膜炎。
- 引流新生儿和小婴儿的泪囊囊肿。
- 鼻泪管置管和球囊扩张术可用于治疗复发性或持续不愈的鼻泪管阻塞。

11.2　益处

- 消除引起局部刺激和炎症的溢泪症状。
- 减少新生儿和小婴儿发生泪囊炎的风险。由于新生儿的免疫系统尚未发育成熟，可由泪囊炎引起败血症[1]。此外，双侧泪囊囊肿可能会导致新生儿呼吸困难，需要急诊手术。
- 鼻泪管置管和球囊扩张术适用于鼻泪管探通失败、大龄、合并唐氏综合征或颅面畸形的患儿[2]。

11.3　预期目标

- 正常新生儿中先天性 NLDO 的患病率约为 5%[3-5]。
- 90% 的先天性 NLDO 在 1 岁内自愈[1]。在考虑手术前，患儿家属可以尝试采用鼻泪管按摩缓解症状。医生应向患儿家属示范正确的按摩方法，包括按摩的合适力度。
- 6~36 月龄的患儿行单纯鼻泪管探通术的成功率为 75%~90%[5, 6]。大于 36 月龄的患儿鼻泪管探通术的成功率有所下降，鼻泪管置管术可作为首选术式。
- 泪囊囊肿可能需联合耳鼻喉科医生在鼻内镜下行泪囊造口术[7]。
- 若放置泪道支架，拔除支架后约 90% 的 4 岁以下患儿症状可以完全消除[8]。支架拔除前仍可能持续性溢泪。
- 鼻泪管置管和球囊扩张术的手术成功率相近[9]。

73

- 鼻腔操作后可立即出现轻至中度鼻出血。
- 术后预期结果是长期解除溢泪和刺激症状，但有时需在术后 2 周，症状才能消除。

11.4 关键原则

对于大多数并不复杂的病例而言，充分理解泪液排出系统的解剖、合理使用手术器械可以提高治疗成功率。

泪液排出系统的解剖：泪液引流始于泪小点（图 11.1）。上、下眼睑的内侧各有一泪小点，上、下泪小点分别距内眦角 5 mm 和 6 mm[10]。上、下泪小点延续为上、下泪小管，泪小管先垂直走行 2 mm，而后水平走行 8 mm。90% 患儿的上、下泪小管可汇合成泪总管。泪总管或泪小管开口于泪囊。泪囊位于泪囊窝内，其长度为 1.2~1.5 cm。泪总管与泪囊之间存在单向瓣膜，称为 Rosenmüller 瓣膜，可以阻止泪液自泪囊反流至泪总管。泪囊下方延续为鼻泪管，鼻泪管在骨性管腔内走行约 1.2 cm，最后开口于下鼻道。鼻泪管在下鼻道的开口处存在 Hasner 瓣膜，可以阻止泪液反流至鼻泪管，这是先天性 NLDO 最常见的阻塞部位。

11.5 适应证

- NLDO 导致持续性溢泪，尤其是 1 岁以上或反复发生感染的患儿。
- 泪囊囊肿无好转或复发（伴或不伴泪囊炎），或导致呼吸困难。
- 以下情况需考虑鼻泪管置管或球囊扩张术[2, 5, 11]：
  - 鼻泪管探通术后效果不佳。
  - 3~4 岁以上患儿，鼻泪管探通术的成功率仅为 56%[1, 8]。
  - 疑解剖异常的患儿，如唐氏综合征或颅面畸形，鼻泪管探通和冲洗的失败风险较高[11]。
  - 鼻泪管探通时发现泪道明显狭窄。

11.6 禁忌证

- 合并急性泪囊炎的患儿术前需使用抗生素至少 48 小时。
- 溢泪并非由 NLDO 引起，而是由眼表疾病、眼睑异常和青光眼等所致。

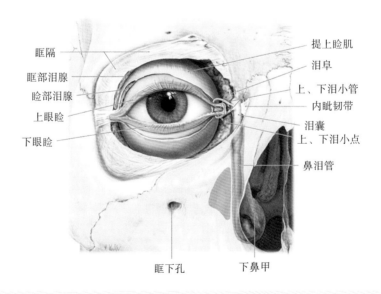

眶隔　提上睑肌
眶部泪腺　泪阜
睑部泪腺　上、下泪小管
上眼睑　内眦韧带
下眼睑　泪囊
　上、下泪小点
　鼻泪管
眶下孔　下鼻甲

图 11.1　泪液自泪小点经泪小管进入泪囊，再向下经鼻泪管流入下鼻道（经授权图片引自：SCHÜNKE M, SCHULTE E, SCHUMACHER U. Thieme atlas of anatomy: head, neck and neuroanatomy. 2nd ed. Stuttgart: Thieme, 2016.）

- 泪小点、泪小管或其他近端泪液排出系统发育不全，其手术方式不同于 NLDO，可能需行眼睑切除和（或）结膜泪囊鼻腔吻合，必要时转诊至眼整形医生处。
- 鼻泪管的骨性狭窄可能需行泪囊鼻腔吻合或经鼻手术。
- 开口于皮肤的泪道瘘，需彻底切除瘘管。

11.7　术前准备

- 全面眼科检查排除其他原因引起的溢泪。
- 评估眶周和眼睑是否存在病灶或泪小点异常。检查泪湖。此外，染料排出试验（dye disappearance test）有助于确诊 NLDO。
- 术者应向患儿家属交代手术预期，包括术后早期或泪道支架未移除前仍存在持续性溢泪。此外，需告知手术失败和再次手术的风险。
- 与麻醉医生沟通气道管理，因为鼻内冲洗和出血可引起喉痉挛或其他气道阻塞问题。尽管鼻泪管探通和冲洗通常耗时较短，可在面罩或喉罩通气下进行，但气管插管更为安全，尤其是耗时较长的泪道支架置入或球囊扩张术。
- 鼻泪管手术并非无菌手术。术前应适当按压内眦下方的泪囊部，将泪囊中的脓液自泪小

点排出，然后用 5% 聚维酮碘纱布或棉球消毒眼睑和睫毛，无菌巾铺单。

11.8　操作技巧

11.8.1　鼻泪管探通联合或不联合冲洗

1. 检查上、下泪小点。偶见泪小点表面覆有一层膜性结构，术前用泪小点扩张器将其打开。
2. 自上泪小点行鼻泪管探通对近端泪管的损伤更小，且引起假道的风险更低[12]。若患儿存在解剖异常影响自上泪小点的操作，则可考虑自下泪小点行探通术。
3. 轻翻上睑暴露上泪小点。用最小号的泪点扩张器垂直睑缘插入泪小点（图 11.2）。将眼睑向外侧牵拉，旋转并向鼻侧推进泪点扩张器以扩张近端泪管。对于先天性泪囊囊肿，扩张泪管有助于缓解囊肿内压力，便于后续操作[12]。
4. 移去泪点扩张器，将 000 号或 00 号 Bowman 探针垂直于睑缘插入上泪小点 1~2 mm（图 11.3a），然后将眼睑向外侧牵拉以拉直泪小管，同时将 Bowman 探针向鼻侧推进使其依次进入上泪小管和泪囊。探针应能轻松地通过近端泪管，而后到达骨壁，此过程不应有触及软组织的感觉，以减少假道产

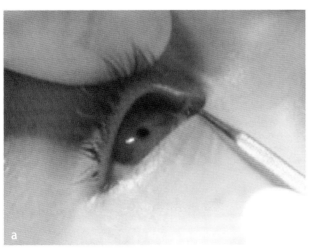
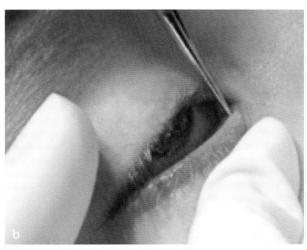

图 11.2　泪点扩张器扩张上（a）、下（b）泪小点

生的风险（图 11.3b）。先天性泪囊囊肿可能需使用较小的 000 号 Bowman 探针，尽管小于 00 号的 Bowman 探针可能会增加假道产生的风险。

5. 一旦 Bowman 探针触及骨壁，迅速将其旋转 90°，然后向下、向后、略向外推进探针，使其经泪囊和鼻泪管进入鼻腔（图 11.4）。同时，应停止牵拉眼睑，以免推进 Bowman 探针时撕裂泪点。在部分病例中，探针穿过 Hasner 瓣膜时有突破感。对于骨性鼻泪管明显狭窄者，需稍增加推力以利探针通过。当 Bowman 探针进入鼻腔后，用另一根任意型号的 Bowman 探针于鼻腔外与插入泪道的 Bowman 探针对齐，依此判断插入泪道的 Bowman 探针位于鼻腔的大致位置。若未行麻醉、直接在诊室内行先天性泪囊囊肿的探通，探通一旦遇突破感就应将患儿的头部抬起，以使其能够吞咽囊液而不致误吸 [12]。

6. 也可使用直径较大的 Bowman 探针（不宜大于 0 号或 1 号）按上述方式探通泪道。

7. 然后使用较粗的 7 号或 8 号 Bowman 探针伸入鼻腔并在下鼻甲的下方滑动，当出现金属相互触碰感觉时，观察插入泪道的 Bowman 探针是否移动，以确认其已达鼻腔

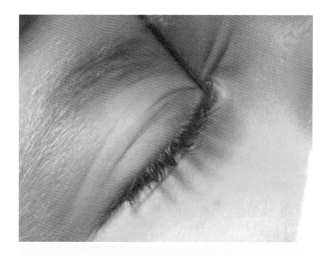

图 11.4　一旦 Bowman 探针触及骨壁，停止牵拉眼睑，向下、向后并略向外推进探针使其进入鼻泪管

（图 11.5）。也可通过鼻窥器或鼻内窥镜直接观察 Bowman 探针的位置。

8. 取出泪道中的 Bowman 探针。也可经下泪小点和下泪小管重复上述操作。

9. 为证实探通后泪道的通畅性，使用 3 ml 注射器连接 23 G 套管将荧光素染色的生理盐水自上泪小点注入泪道。向鼻侧推进套管以冲洗整个泪道。冲洗同时用泪点扩张器塞住或棉签按压下泪小点以免反流。使用 8 Fr（1 Fr = 0.33 mm）吸痰管吸除流至鼻腔的生理盐水。

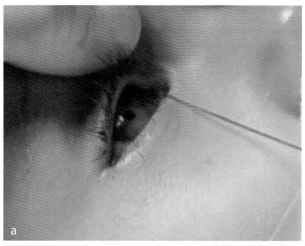
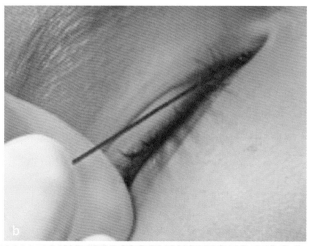

图 11.3　将 00 号 Bowman 探针垂直于睑缘插入上泪小点（a），然后向鼻侧推进探针使其进入泪囊并触及骨壁（b）

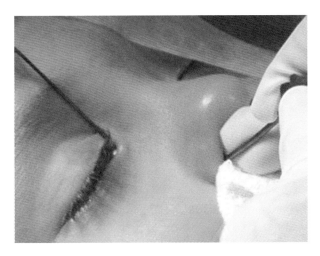

图 11.5 鼻腔内伸入 7 号或 8 号 Bowman 探针，借助探针相互接触时产生的触碰感确认插入泪道的探针位于鼻腔的位置

11.8.2 鼻泪管探通联合置管

多种置管系统和支架可以用于鼻泪管置管术。Ritleng、Crawford 或 Masterka 系统均可用于放置单泪小管或双泪小管支架，根据术者偏好和医院情况做出选择[2, 12, 13, 14]。笔者倾向使用 Ritleng 系统放置单泪小管支架，因其置管和拔管相对容易，且无须在鼻腔内打结固定（双泪小管支架需要）。Ritleng 系统是由一根带凹槽的空心探针、一根单泪小管或双泪小管硅胶支架，以及支架末端附着的一根聚丙烯缝线组成，缝线末端较其与支架的连接处更粗。

1. 麻醉诱导成功后，用枪状镊将浸有 0.05% 盐酸羟甲唑啉的棉片置入鼻腔，收缩鼻黏膜血管以减少术中和术后出血。

2. 按 11.8.1 "鼻泪管探通联合或不联合冲洗" 介绍的操作步骤 1~8 行鼻泪管探通。探通前将鼻腔内的棉片取出。

3. 采用与 Bowman 探针相似的方式将 Ritleng 探针（可带有针芯）从泪点插入泪道。采用另一根较粗的 Bowman 探针伸入鼻腔并在下鼻甲的下方滑动，检查是否出现金属相互触碰的感觉，以确认 Ritleng 探针已达鼻腔，从而确保后续支架置入的位置正确。若 Ritleng 探针带有针芯，此时可移去针芯。

4. 旋转 Ritleng 探针使其凹槽朝前，将带有缝

线的单泪小管或双泪小管支架插入探针的空心中。用无齿镊小心向探针内推送缝线，每次推送数毫米以免缝线扭曲而难以从鼻腔内勾出。

5. 随着缝线不断深入鼻腔，通常可见其自鼻孔穿出，但也可能会卷曲在鼻腔内，使用 Ritleng 钩自下鼻道将其勾出。一旦缝线穿出鼻孔，则拔出 Ritleng 探针，但支架位置不变。

a) 若使用单泪小管支架，则将缝线缓慢从鼻腔拉出，从而将支架带入泪道，直至位于支架末端的围环卡在泪点上。笔者推荐从上泪小点置入支架，以降低患儿将支架过早拽出的风险。将支架的下末端轻拉出鼻孔并拉紧，而后于鼻孔内对其修剪。修剪后的支架末端长度应合适，过长会增加异物感，且有被患儿牵拉的风险，过短可能会缩回至鼻泪管或桥接 Hasner 瓣膜（图 11.6）。

b) 若使用双泪小管支架，则使用 Ritleng 探针分别自上、下泪小点按上述步骤 3~5

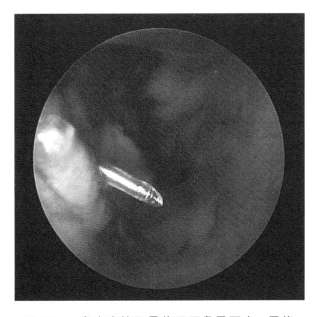

图 11.6 鼻内窥镜下见位于下鼻甲下方、已修剪的硅胶支架（经授权图片引自：FREITAG S, LEFEBVRE D, LEE N, et al. Ophthalmic plastic surgery: tricks of the trade. Stuttgart: Thieme, 2019. ）

放置支架的两端。而后剪除支架末端的缝线。将支架的两个末端轻拉出鼻孔，并在持针器上打 1-1 方结，打结后支架应有一定的张力以免其过早脱出，但张力不宜过大以免过度牵拉近端泪管 [12]。方结应足够小以便拔除支架时顺利将支架从泪道中拉出。最后于鼻孔内修剪支架末端。方结应能缩回至鼻腔内以减少异物感、避免患儿牵拉，但不应桥接 Hasner 瓣膜。

6. 推荐的支架放置时长为 3~4 个月，以减少复发的风险 [12, 15]。可在患儿家属帮助下于门诊拔管，通常无须镇静麻醉，仅需表面麻醉即可。

   a) 对于单泪小管支架，使用无齿镊夹住其位于泪小点处的围环将其直接拔出。

   b) 双泪小管支架拔除时，使用无齿镊提起上、下泪小点之间的支架环并剪断。若支架末端的方结足够细，则直接用无齿镊从任一泪小点将支架拔除。若按上述方法拔除时遇阻力，则可能需直视下（例如使用鼻内窥镜）经鼻拔除支架。若患儿为镇静状态，且难以通过泪小点或直视下经鼻拔除支架，则可将极细的 Bowman 探针自上泪小点插入支架环的断端，经鼻泪管到达鼻腔，再从鼻腔将此探针连同支架一并取出 [16]。

11.8.3 鼻泪管探通联合球囊扩张

1. 首先按 11.8.1 "鼻泪管探通联合或不联合冲洗"所介绍的步骤 1~8 行鼻泪管探通。术中可以静脉使用地塞米松。

2. 而后按下述步骤行球囊扩张，更为详细的操作方式见球囊产品说明书。

3. 将末端带有可扩张球囊的半柔性导管润滑，将带有压力计和阀门的扩张装置用平衡盐溶液预充。

4. 将导管经上泪小管插入鼻腔，方法与 Bowman 探针类似。直视下或用无齿镊于鼻腔内夹住导管来回移动以确认导管远端位置。

5. 然后将扩张装置连接至导管。当导管上的"15 mm"标记位于泪小点时，说明球囊处于 Hasner 瓣膜水平，充气扩张球囊直至压力计显示为 8 atm（1 atm=101 325 Pa），并保持 90 秒（图 11.7）。轻拉导管以确定扩张后球囊的位置是否牢固。若易滑动或无法保持在 8 atm 提示球囊漏气，应更换导管。90 秒后缩小球囊，然后再次扩张至 8 atm，保持 60 秒以上，最后再缩小球囊 [17]。

6. 将导管抽出 5 mm，使导管上"10 mm"标记位于泪小点，此时球囊处于鼻泪管水平。再次扩张球囊直至压力计显示为 8 atm，并保持 90 秒。90 秒后缩小球囊，然后再扩张至 8 atm，持续 60 秒以上，最后将球囊中的液体排空。

7. 小心拔除导管，操作时同时旋转导管，以尽量减少周围组织的损伤。

8. 用 3 ml 注射器连接 23 G 套管将荧光素染色的生理盐水自上或下泪小点注入泪道。向鼻侧推进套管以冲洗整个泪道。冲洗同时可用泪点扩张器塞住另一泪小点以免反流。使用 8 Fr 吸痰管吸除流至鼻腔的生理盐水。

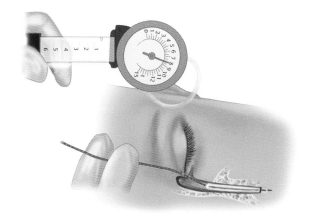

图 11.7　将球囊置于 Hasner 瓣膜水平，并充气扩张至 8 atm

11.9　要点与心得

• 插入泪点扩张器和 Bowman 探针时，应谨记泪小管垂直睑缘走行的部分仅 1~2 mm。

- Bowman 探针插入前用眼膏将其润滑。
- 插入泪点扩张器和 Bowman 探针时，水平向外牵拉眼睑将泪小管拉直，有助于器械顺利通过，降低泪小管损伤或假道形成的风险。此外，将探针的走行朝向内眦也有所帮助，即经上泪小点进入时走行略向下，经下泪小点进入时走行略向上。若遇软组织限制，不应强行通过探针，而应将其退回并重新进入。
- 出现明确的 Bowman 探针触及骨壁的感觉是避免产生假道的关键。旋转 Bowman 探针时，为避免不慎将其移出泪道，应将抓持探针末端的手压在患儿眉弓处。向下旋转探针后，应将其沿鼻泪管滑行。
- Bowman 探针不应伸入鼻腔过深，否则会嵌入鼻腔底部，甚至穿透上腭。
- 为产生金属相互触碰的感觉，应选择较大的探针，将其沿鼻腔底部进入下鼻甲下方并向外侧滑动，以触碰自泪道伸出的较小探针。
- 伸入探针寻找金属相互触碰的感觉时，若发现下鼻甲下方的空间很小，可朝向鼻中隔制造下鼻甲骨折。将 Freer 剥离子沿鼻腔外侧壁滑动，一旦滑至下鼻甲下方，便稳定用力将下鼻甲向内推，使其移位至内侧。此时应能听到较轻的骨裂声或感觉压力突然减轻。
- 对于新生儿泪囊囊肿，可在清醒状态下行探通术，操作时将患儿裹紧或使用蘸有糖水的奶嘴安抚。一些家属可能更愿意选择此方式，因为担心婴儿期接受全身麻醉存在风险。仅行泪小管扩张可部分缓解泪囊内压力，随后将较细的 Bowman 探针（000 号）轻柔插入泪道。由于按摩或探通鼻泪管后出现泪囊囊肿复发的病例并不少见，可向患儿家属告知另一种预防复发的手术选择，即与耳鼻喉科医生合作，全身麻醉后于鼻内镜下行鼻泪管探通联合囊肿造口术。
- 若鼻泪管探通未能消除 NLDO，再次手术建议与耳鼻喉科医生合作，在鼻内镜下进行。

11.9.1　鼻泪管探通联合置管

- 若使用 Ritleng 钩经鼻孔勾取支架末端附着

的缝线时，应将钩头开口朝向鼻中隔、钩身水平插入鼻孔。当 Ritleng 钩与 Ritleng 探针触碰时，将 Ritleng 钩旋转 180° 勾取缝线。
- 单泪小管支架的围环有两种大小：3 mm 和 4 mm。3 mm 适用于婴幼儿。
- 若放置单泪小管支架，应避免过度扩张泪小点，否则围环难以于泪小点处卡紧。
- 放置单泪小管支架时，应确保围环平伏于泪小点处，否则会产生异物感，导致患儿拖拽或摩擦支架，造成支架移位。操作时使用泪点扩张器将围环的中心推向泪小点以稳固围环的位置。
- 放置双泪小管支架并打 1-1 方结后，用带有小的、半圆形缝针的 4-0 铬肠线将方结缝合固定至鼻腔外侧壁的黏膜，以减少过早脱出的风险。

11.9.2　鼻泪管探通联合球囊扩张

球囊扩张术中 3 mm 的导管通常用于 2 岁以上患儿，2 mm 适用于年龄较小患儿。

11.10　注意事项

- 假道导致手术失败和瘢痕形成。若溢泪持续，再次手术因瘢痕增生而更为复杂。
  - 避免用力将 Bowman 探针推进泪道。强行将探针突破软组织的限制会增加近端假道的风险。
  - 在触及骨壁前旋转 Bowman 探针会增加远端假道的风险。
- 避免在鼻腔内过多操作，否则可能导致明显出血，继而增加手术难度、影响通气（若使用面罩或喉罩麻醉）。

11.10.1　鼻泪管探通联合置管

- 从鼻腔勾取导丝时，避免 Ritleng 钩反复进入鼻腔。
- 若未能通过金属相互触碰的感觉确定 Ritleng 探针的位置，则鼻泪管可能并未探通成功或形成假道，特别是后续在鼻腔中也无法勾出支架时。此时可以请耳鼻喉科医生在鼻内镜直视下取出支架，必要时切除鼻黏膜。

11.10.2 鼻泪管探通联合球囊扩张

避免不慎将球囊拉入泪小管中行扩张，否则可导致泪小管损伤。

11.11 并发症

- 先天性 NLDO 手术的主要风险是手术失败或复发，一旦发生则需再次手术。少数病例需行泪囊鼻腔吻合术。
- 假道产生，可能伴瘢痕形成。
- 泪囊炎或眶蜂窝织炎，需局部和全身抗生素治疗。
- 鼻腔内操作可引起轻至中度鼻出血，适当压迫或使用鼻黏膜血管收缩剂通常即可止血。若出血严重，联系耳鼻喉科医生烧灼止血。
- 单泪小管支架置入术的并发症包括肉芽形成、角膜或结膜擦伤、支架末端移至泪小管内、支架早期脱出甚至丢失 [16]。
- 放置双泪小管支架可能会损伤或切割泪点，可能由于支架过紧或儿童生长过快。此外，上、下泪小点之间的支架环也可向外侧脱出，引起家属焦虑以及过早移除支架。
- 术后 3~4 个月内支架脱出或移除导致 NLDO 治疗失败或复发。
- 鼻泪管球囊扩张术无须置入支架，理论上可以减少发生并发症的风险 [9]。

11.12 术后护理

- 术后 1 周使用抗生素和皮质类固醇的复方眼液或眼膏。
- 应告知患儿家属术后 24 小时内可能会出现轻度鼻出血和血性泪液。此外，手术并不能立即缓解 NLDO 的症状。若置入支架，支架在位时 NLDO 症状可能会持续存在。
- 术后可在诊室内行染料排出试验以确认泪道是否通畅。

参考文献

[1] WONG R K, VANDERVEEN D K. Presentation and management of congenital dacryocystocele. Pediatrics, 2008, 122(5): e1108-e1112.

[2] NAPIER M L, ARMSTRONG D J, MCLOONE S F, et al. Congenital nasolacrimal duct obstruction: comparison of two different treatment algorithms. J Pediatr Ophthalmol Strabismus, 2016, 53(5): 285-291.

[3] PETERSEN R A, ROBB R M. The natural course of congenital obstruction of the nasolacrimal duct. J Pediatr Ophthalmol Strabismus, 1978, 15(4): 246-250.

[4] FRICK K D, HARIHARAN L, REPKA M X, et al. Cost-effectiveness of 2 approaches to managing nasolacrimal duct obstruction in infants: the importance of the spontaneous resolution rate. Arch Ophthalmol, 2011, 129(5): 603-609.

[5] REPKA M X, CHANDLER D L, BECK R W, et al. Primary treatment of nasolacrimal duct obstruction with probing in children younger than 4 years. Ophthalmology, 2008, 115(3): 577-584.

[6] ROBB R M. Probing and irrigation for congenital nasolacrimal duct obstruction. Arch Ophthalmol, 1986, 104(3): 378-379.

[7] LUEDER G T. The association of neonatal dacryocystoceles and infantile dacryocystitis with nasolacrimal duct cysts (an American Ophthalmological Society thesis). Trans Am Ophthalmol Soc, 2012, 110: 74-93.

[8] REPKA M X, CHANDLER D L, HOLMES J M, et al. Balloon catheter dilation and nasolacrimal duct intubation for treatment of nasolacrimal duct obstruction after failed probing. Arch Ophthalmol, 2009, 127(5): 633-639.

[9] REPKA M X, MELIA B M, BECK R W, et al. Primary treatment of nasolacrimal duct obstruction with nasolacrimal duct intubation in children younger than 4 years of age. J AAPOS, 2008, 12(5): 445-450.

[10] DUTTON J J. Surgical anatomy of the lacrimal drainage system // DUTTON J J. Atlas of oculoplastic and orbital surgery. 2nd ed. Philadelphia: Wolters Kluwer, 2019: 243-247.

[11] CASADY D R, MEYER D R, SIMON J W, et al. Stepwise treatment paradigm for congenital nasolacrimal duct obstruction. Ophthal Plast Reconstr Surg, 2006, 22(4): 243-247.

[12] MONTAGOS I. Probing, irrigation, and intubation in congenital nasolacrimal duct obstruction // FREITAG S K, LEE N G, LEFEBVRE D R, et al. Ophthalmic plastic surgery: tricks of the trade. New York: Thieme, 2020: 160-164.

[13] KHATIB L, NAZEMZADEH M, REVERE K, et al. Use of the Masterka for complex nasolacrimal duct obstruction in children. J AAPOS, 2017, 21(5): 380-383.

[14] EUSTIS H S, NGUYEN A H. The treatment of congenital nasolacrimal duct obstruction in children: a retrospective review. J Pediatr Ophthalmol Strabismus,

2018, 55(1): 65–67.

[15] DOTAN G, NELSON L B. Congenital nasolacrimal duct obstruction: common management policies among pediatric ophthalmologists. J Pediatr Ophthalmol Strabismus, 2015, 52(1): 14-19.

[16] KATOWITZ W R, NAZEMZADEH M, KATOWITZ J A. Initial management of pediatric lower system problems: probing and silicone stents and balloons.

//KATOWITZ J A, KATOWITZ W R. Pediatric oculoplastic surgery. 2nd ed. Cham, Switzerland: Springer, 2018: 479-500.

[17] WLADIS E J, AAKALU V K, YEN M T, et al. Balloon dacryoplasty for congenital nasolacrimal duct obstruction: a report by the American Academy of Ophthalmology. Ophthalmology, 2018, 125: 1654-1657.

第 12 章　皮样囊肿切除术

Alison B. Callahan

摘要

皮样囊肿是一种出生时即存在的良性迷芽瘤，随生长发育逐渐增大。本章主要介绍临床颇为多见、位置表浅的皮样囊肿的手术方法。

关键词： 皮样囊肿，迷芽瘤，哑铃型皮样囊肿，眼眶肉芽肿性炎症

12.1　目的

手术目的是完整切除病变组织。为达此目的，术中应保持囊壁完整、内容物始终位于囊内。完整切除病变组织可以避免囊肿继续增大、复发和发生眼眶肉芽肿性炎症的可能（详见下文中囊壁破裂的并发症）[1, 2]。尽管切除囊肿是主要目的，但消除明显的外观畸形以及最优和最小化切口也是手术要求。临床通常采取重睑切口，对于囊肿较大或与周围组织粘连紧密者也可采取眉下切口。

12.2　益处

尽管皮样囊肿是一种良性病变，但其内容物可引起严重的炎症反应。通常内容物被囊壁包裹，但即使轻微外伤，如头部撞击或意外摔倒，也会使囊壁破裂。当内容物漏出或溢至邻近组织时，可以引起明显的肉芽肿性炎症，其临床表现常类似眶蜂窝织炎。此外，严重的囊壁破裂使内容物弥散至皮下组织，后期将难以完全切除。为避免囊肿将来发生炎症以及提高完全切除的可能，通常建议年龄相对

较小时接受手术。尽管尚无明确的手术年龄，但临床多建议在 1 岁左右手术，因为此时已度过全身麻醉风险较高的婴儿期，且尚未到活动较多、发生意外伤害风险较大的阶段。此外，在年龄相对较小时切除病变，切口会很小，也可以避免与囊肿伴随的周围组织的重塑。

12.3　预期目标

安全切除病变组织，且不出现并发症或畸形。

12.4　关键原则

皮样囊肿常发生于颞上象限的额颧缝[3]，但也见于其他骨缝，包括鼻上象限的额筛缝。位置表浅的皮样囊肿多在出生后一年内经肉眼发现和（或）在眶缘触及[1]。深部的皮样囊肿于眶内缓慢生长，初期并无症状，多在年龄较大时（青春期或成年后）因眼部出现症状（如眼球突出或移位）而发现[1]。皮样囊肿切除时，应计划好手术入路，且术中不宜操之过急。尽可能采取最不影响外观的手术切口——通常为重睑切口。当然，也不能因过度追求美容切口而影响术野暴露，造成囊肿切除困难。若暴露不佳，术中囊壁可能破裂。若后续清除不彻底，囊肿复发和持续性炎症的风险将会增加。

术中逐层分离直至囊肿暴露，而后沿囊壁分离，操作时尽可能采用钝性分离、减少锐性分离。囊壁上保留少许纤维组织用于牵拉，以避免直接牵拉囊壁造成囊肿破裂。也可使用冷冻探头粘住囊壁，此法非常有利于牵拉，且不易导致囊肿破裂。

偶尔囊肿可经眼眶外侧壁蔓延至颞窝形成哑铃状病灶。术前若发现病变活动度差则应怀疑此种情况，影像学检查有助于确诊。切除这类病灶时，应尝试采用骨钻或骨刮匙联合冲洗以清除骨性管道中的病变。

12.5　适应证

位于眶缘、缓慢增长的先天性病变，临床和（或）影像学表现均符合皮样囊肿的诊断。

12.6　禁忌证

对于这种良性病变，患儿家属可能拒绝手术。若接受手术，术前应大致明确诊断。对于任何非典型性病变，包括生长迅速、色泽偏白或偏暗、位置不常见，都需行影像学检查。由于脑膜脑膨出也发生于眼眶鼻上象限，对于任何眼眶鼻侧的皮样囊肿均行影像学检查是谨慎之举。活动度差、疑为哑铃型皮样囊肿的患儿也需行影像学检查。

最好在病变尚未发生炎症时手术切除。切除新近破裂的皮样囊肿颇具挑战，其原因包括：囊壁不能作为一个可靠的手术层面；炎症会导致邻近组织粘连以及血管增生，进而降低术野清晰度；囊肿内容物已进入邻近的皮下组织中。若囊肿新近破裂或伴有活动性炎症，应推迟手术直至病变稳定，等待手术期间可予口服皮质类固醇。

12.7　术前准备

- 临床评估病变，包括病变大小、位置、活动度以及是否处于炎症活动期。根据临床评估结果，决定手术时机和手术方法。
- 若有下列表现应完善影像学检查：
  - 非典型病变。
  - 病变位于眼眶鼻侧。
  - 活动度差，疑为哑铃型皮样囊肿。
- 建议术前照相。

- 首先用记号笔标记手术切口，然后用约 1 ml 含肾上腺素的局部麻醉药物浸润麻醉（图12.1）。麻醉药物的选择根据术者偏好。1%~2% 利多卡因或 0.5% 布比卡因可与 1 : 200 000 肾上腺素混合使用，以利收缩血管和止血。

12.8　操作技巧

1. 按眼科整形手术的常规要求消毒铺单。
2. 使用 15 号刀片沿标记线做皮肤切口。
3. 整个手术过程中采用烧灼止血。
4. 用有齿镊提起相对的皮肤切缘，用钝性 Westcott 剪分离下方眼轮匝肌。
5. 逐层向深部分离，直至囊肿暴露（图12.2）。
6. 牵拉皮肤切口，小心钝性分离囊壁周围组织。
7. 囊肿充分游离后，将其旋转、翻转或"娩"出切口，并将残余附着离断（图 12.3）。
8. 切除的标本送病理检查（图 12.4）。
9. 关闭切口前确认止血充分。
10. 对齐皮肤切缘，并用可吸收缝线（如 6-0 普通肠线）间断缝合（图 12.5）：
    对于眉弓处的较大切口，可能需使用 6-0 铬肠线做深层皮肤的埋线缝合。

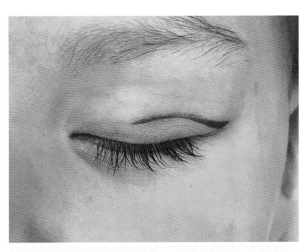

图 12.1　首先于重睑外侧标记切口，再使用含肾上腺素的利多卡因浸润麻醉

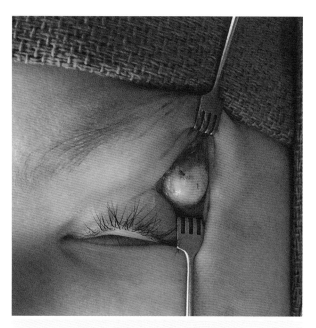

图 12.2 逐层分离暴露皮样囊肿的前表面

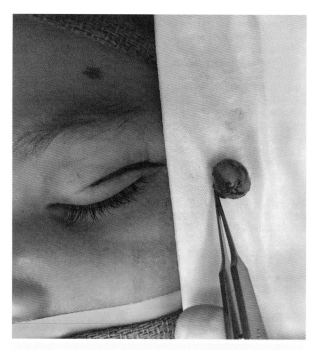

图 12.4 将完整切除、未发生破裂的皮样囊肿送病理检查

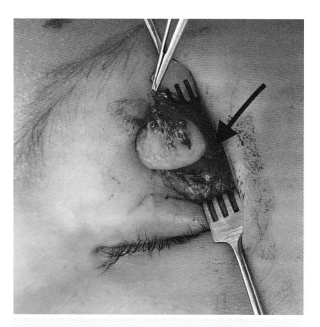

图 12.3 囊肿周边分离后，旋转囊肿暴露其后的残余附着（如箭头所示）。注意囊肿表面应保留少量纤维组织，以便镊子抓取且不易引起囊肿破裂

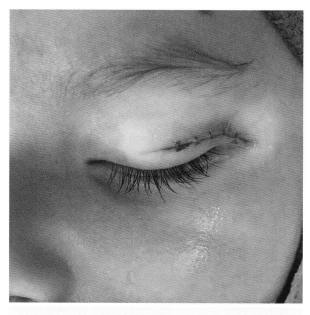

图 12.5 6-0 普通肠线间断缝合皮肤切口。图中可见使用含肾上腺素的局部麻醉药物后，切口处皮肤变白

12.9　要点与心得

- 手术不宜操之过急。
- 对抗牵拉（counter-traction）是显示囊壁周围附着组织的关键。旋转囊肿有利于暴露，提起囊肿的不同侧面有利于分离。
- 合理选择对抗牵拉的方法，以免手术镊造成囊壁破裂：
  - 囊肿表面保留少量纤维组织以便抓取和牵拉。
  - 可使用冷冻探头。
- 若发现囊壁一侧分离困难，则移至另侧。通常当一侧游离后，通过旋转或牵拉囊肿，之前分离困难的一侧将易于分离。
- 对于哑铃型囊肿，应做好使用骨钻或骨刮匙清理骨性管道的准备。
- 尽管大多数病变都远离面神经（第七颅神经）的额支，但需注意的是，手术切口与该神经的走行邻近。
- 新近破裂的囊肿应待其稳定后再考虑手术。

12.10　注意事项

- 避免无法控制的囊壁破裂。
- 避免切除不完全。
- 避免面神经损伤。

12.11　并发症

- 复发。
- 炎症。
- 出血。
- 感染。
- 面神经部分麻痹。

12.12　术后护理

- 术后约 1 周内应尽可能减少活动。
- 保持切口清洁干燥（图 12.6）。
- 术后 2 周内避免头面部入水，例如游泳或盆浴。
- 术后可用抗生素、皮质类固醇或不含药物成分的眼膏涂抹伤口。

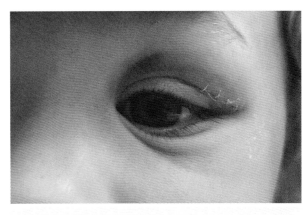

图 12.6　术后保持切口清洁、干燥，可以涂抹眼膏

参考文献

[1] KATOWITZ W R, FRIES P D, KAZIM M K. Benign pediatric orbital tumors // KATOWITZ J A, KATOWITZ W R. Pediatric oculoplastic surgery. 2nd ed. Cham, Switzerland: Springer, 2018: 435-490.

[2] WHITE V A, ROOTMAN J R. The pathologic basis of orbital disease // ROOTMAN J. Diseases of the orbit: a multidisciplinary approach. 2nd ed. Philadelphia: Lippincott Williams & Wilkins, 2003: 121-167.

[3] DUTTON J J, SINES D T, ELNER V M. Orbital tumors // BLACK E H, NESI F A, GLADSTONE G, et al. Smith and Nesi's ophthalmic plastic and reconstructive surgery. 3rd ed. New York: Springer, 2012: 811-910.

第三部分
眼前段手术

第 13 章　儿童白内障手术　　89

第 14 章　角膜胶原交联治疗圆锥
　　　　　角膜　　99

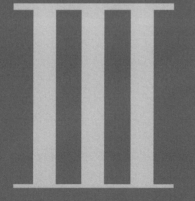

第 13 章　儿童白内障手术

Sylvia H. Yoo

摘要

出生时即存在或出生后逐渐发生白内障的 8~9 岁以下儿童有发生形觉剥夺性弱视的风险，进而导致严重的视力低下，其程度取决于晶状体混浊的范围、部位和致密度，以及发病年龄、形觉剥夺的持续时间、单眼或双眼发病等。及时干预是获得儿童白内障最佳治疗效果的关键。摘除混浊的晶状体是儿童白内障治疗的第一步，其后的弱视治疗及并发症（包括视轴混浊和青光眼）监测将持续数年且同样重要。

关键词：婴儿白内障，幼年白内障，吸除，前段玻璃体切除术，后囊膜切开术，人工晶状体，无晶状体眼，二期人工晶状体，视轴混浊

13.1　目的

儿童白内障手术的目的是使形觉剥夺性弱视眼的视轴恢复透明，术后密切监测、治疗弱视及所有可能的并发症。

13.2　益处

尽管散瞳、屈光矫正和遮盖等非手术疗法可用于治疗处于弱视临界风险的轻微白内障，手术仍是消除形觉剥夺因素的唯一方式。去氧肾上腺素和托吡卡胺散瞳可作为近视轴区、轻微白内障的非手术治疗选择[1]。值得注意的是，应避免使用环喷托酯和阿托品，因其对婴儿中枢神经系统存在抗胆碱能副作用的风险[2]且可导致睫状肌麻痹。然而，即便有医嘱，患儿在门诊开立的去氧肾上腺素和托吡卡胺眼液的量通常也有限，且这类眼液每天需使用多次，这些都可能导致散瞳不充分。对于因形觉剥夺导致严重弱视的婴幼儿，早期治疗白内障至关重要，治疗愈晚，对弱视的疗效愈差。

13.3　预期目标

- 儿童白内障手术的预期目标是通过恢复视轴透明，促进视功能发育及提高视力。
- 儿童眼球与成人眼球的不同之处在于儿童眼球更小、角膜曲率更陡。儿童的角膜和巩膜更软，囊膜弹性更大，术后炎症反应更重[3]。儿童眼球的后房压力高，术中更易发生浅前房。此外，儿童瞳孔开大肌的张力较低，类似全身使用 α_1 拮抗剂的成人术中出现的虹膜松弛综合征[4]。
- 若婴儿白内障与永存胚胎血管（PFV）相关，视力也可能受其他眼部异常影响，包括黄斑结构异常。PFV 发生出血及青光眼等并发症的风险更大，且常合并小眼球，使得这种类型白内障的手术更具挑战。
- 应向患儿家属告知视力预后与弱视有关，需长期监测与治疗。家属应理解术后需屈光矫正，2~3 岁及以上者需配戴双焦眼镜。

13.4　关键原则

- 关于先天性白内障的手术时机，单眼白内障

应在出生后 6 周内，双眼白内障应在出生后 2 个月内 [5, 6]，双眼手术间隔不超过 2 周。

- 对于白内障处于临界状态的幼儿，一旦散瞳、屈光矫正和（或）遮盖等非手术疗法不足以提高视力，就应考虑白内障手术。
- 摘除晶状体皮质和核后，应留有囊袋支撑，以便术中或二期植入人工晶状体（IOL）。
- 儿童白内障手术很少需超声乳化，术者可采用双手式灌注 / 抽吸手柄，或双手式灌注 / 前段玻切手柄，后者既可抽吸也可切割。
- 大部分儿童白内障手术需联合后囊膜切开及前段玻璃体切除（玻切），否则术后很快发生后囊膜混浊 [7]，导致形觉剥夺再次发生，从而需再次手术。
- 建议后囊膜切开同时行前段玻璃体切除，若仅行后囊膜切开，玻璃体前界膜仍可为晶状体上皮细胞增生提供支架 [1]。
- 植入 IOL 需较大的切口，此外 IOL 也可作为晶状体上皮细胞增生的支架，导致形觉剥夺复发，甚至在后囊膜切开及前段玻切术后仍会发生。婴儿无晶状体眼治疗研究（IATS）建议小于 7 个月的婴儿不植入 IOL，因为该年龄段患儿植入 IOL 的不良反应较多，二次手术的可能性也较大 [8, 9]。幼儿无晶状体眼和人工晶状体眼研究（TAPS）发现 6 个月至 2 岁期间植入 IOL 是安全的 [10]。推迟植入 IOL 也可能有利于选择更准确的 IOL 度数。
- 对于不存在弱视风险的大龄儿童或青少年，若出现显著影响视力的白内障，植入 IOL 的同时，可根据其对将来后囊膜激光切开术的预期耐受情况，决定是否行后囊膜切开联合前段玻切。
- 建议白内障摘除术后 2~3 周内开始使用长戴型角膜接触镜和（或）框架眼镜矫正屈光不正。需注意的是，患儿的屈光度会随时间变化。

13.5　适应证

- 患有白内障的语前婴幼儿，若固视能力差或

呈明显的注视偏好（如白内障为单眼），以及小瞳时红光反射异常，提示存在形觉剥夺，需手术治疗 [1]。
- 若患儿配合视力检查，双眼视力均不低于 20/30（该视力在美国大多数州可获得驾照），或一眼视力不低于 20/50，另一眼视力正常，术者应与家属沟通白内障手术的可能获益与风险，以及手术时机 [11]。
- 无弱视形成风险的大龄儿童及青少年，若白内障已引起视力下降、影响日常生活，则可行白内障手术，这与成人白内障的手术指征相似。

13.6　禁忌证

由于形觉剥夺会导致严重的弱视，婴幼儿白内障手术的相对禁忌证很少。

- 若白内障系外伤所致，并伴有其他严重的眼部损伤，出现手术并发症的风险较大，视力提升空间有限，则可能并不建议行白内障手术。
- 对于外伤或结缔组织病导致的晶状体悬韧带明显不稳定，白内障手术最好交由眼底病医生处理，小儿眼科医生参与患儿的术后早期管理，并做好后续的弱视治疗。
- 处于弱视临界状态的患儿，应与家属沟通白内障手术的风险与获益，比如繁杂的术后护理对一些家庭来说可能颇具挑战，此时风险也许大于有限的视力提升。
- 是否植入 IOL 取决于患儿年龄（见上文中 IATS 的建议）以及家属对角膜接触镜的管理能力，特别是单眼白内障。尽管婴儿并不是 IOL 植入的绝对禁忌证，但 IATS 发现小婴儿植入 IOL 后需再次行内眼手术的风险明显增加 [8]。再次手术一般并不复杂，但每次进手术室都存在风险。
- 对于患有慢性或急性疾病的儿童，手术时机确定时需考虑麻醉风险。

13.7　术前准备

儿童白内障的评估包括完整的病史（白内障的眼别、形态和发病年龄）以及视力等，此外还包括疾病史和出生史。检查项目包括与其年龄相适应的视力评估、眼压及裂隙灯显微镜检查，婴幼儿至少采用笔灯检查眼前段。使用视网膜检影镜或直接检眼镜在小瞳状态下检查红光反射，评估晶状体混浊的范围及相对于视轴的位置。散瞳后充分检查双眼晶状体和眼底，排除可能影响视觉发育的其他眼部异常。双眼睫状肌麻痹检影验光有助于评估是否存在屈光因素引起弱视的可能，以及确定单眼白内障 IOL 植入后的目标屈光度。若白内障影响眼底检查，则应行 B 超检查，且白内障摘除后应再次散瞳检查眼底，检查可于手术结束或术后随访时进行。大部分婴幼儿能够耐受眼部 B 超检查，但可能无法查全眼球的所有象限。由于形觉剥夺可能导致斜视，至少应采用角膜映光法检查眼位。若白内障术后弱视治疗过程中斜视持续存在或进展，可能最终需行斜视矫正手术。对于双眼白内障，需考虑是否存在感染、基因异常、代谢性疾病等全身原因，通常需与儿科医生合作进一步检查。全身检查、眼部其他异常和白内障形态的检查有助于判断双眼白内障的可能原因。若有可能，可在诊室内对随行的直系亲属进行检查，此外还应询问患儿的家族史。婴幼儿板层与核性白内障通常为家族性[1]。

较为配合的 2~3 岁及以上患儿可在诊室内完成眼球生物学测量。若白内障致密或患儿欠配合，可在全身麻醉下行浸润式 A 超测量眼轴和角膜曲率检查。IOL 植入的目标屈光度取决于患儿年龄和健眼的屈光状态。不同年龄患儿的推荐目标屈光度见表 13.1[1, 12]。多数白内障手术医生选用疏水丙烯酸材质的一片或三片式单焦点 IOL[13]。选择 IOL 度数和计算公式时，还需考虑眼轴及 IOL 植入的位置（囊袋或睫状沟内）。此外，根据目标屈光度确定 IOL 度数容易有误差，特别是眼球小、前房浅、角膜曲率不断变化以及眼轴增长难以预测的幼儿[1, 8]。

尽管 0.2% 环喷托酯和 1% 去氧肾上腺素常用于婴儿散瞳，但散瞳效果可能无法满足手术要求。白内障术前散瞳可滴用 1% 环喷托酯、2.5% 去氧肾

表 13.1　儿童植入人工晶状体的目标屈光度建议

年龄	目标屈光度 /D
6~12 个月	+5.00~6.00
1 岁	+4.00~5.00
2 岁	+4.00
3 岁	+3.00
4 岁	+2.00
5 岁	+1.00
6~7 岁	+0.50
8 岁及以上	平光

上腺素及 1% 托吡卡胺，每 5 分钟 2~3 次。术中及术后密切监测患儿局部用药的全身不良反应。此外，术中可将 1∶1000 肾上腺素 0.5 ml 加至 500 ml 平衡盐溶液中作为眼内灌注液。

全身麻醉效果满意后手术开始前，可进行在诊室内未完成的检查，比如眼压、角膜厚度、前房角镜以及角膜直径检查。若有需要还可行眼球生物学测量。检查结束后，术眼采用 5% 聚维酮碘消毒，尤其注意清洁睫毛。洞巾覆盖患儿面部及身体，将一张透明贴膜一分为二，完全贴住上、下睑睫毛，使其远离眼球（图 13.1）。术者坐于患儿头顶方向以便制作上方切口，切口位于上方可以减少外伤相关并发症及眼内炎的风险。调节手术显微镜，置入大小合适的钢丝开睑器或可调节开睑器，在显微镜下再次检查眼球。

推荐用于儿童白内障手术的器械及药品见表 13.2。

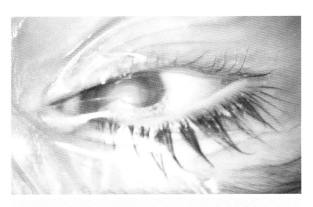

图 13.1　透明贴膜贴于术眼，使睫毛远离眼球

表 13.2　儿童白内障手术相关器械及药品

器械与耗材	药品
• 合适的钢丝开睑器或可调节开睑器 • Colibri 显微有齿镊 • 前房穿刺刀或 23 G 显微玻璃体视网膜（MVR）刀 • 角膜刀和（或）月型刀（拟植入 IOL 时使用） • 兼具内聚性和弥散性的黏弹剂 • 截囊针 • 内界膜镊 • 23 G 双手式灌注和前段玻切手柄 • 10-0 聚乳酸羟基乙酸可吸收缝线 • 大小合适的眼罩，首选透明材质 • 眼垫 • 经修剪的纸质胶带或透明贴膜	• 1∶1000 肾上腺素加入平衡盐溶液，用于眼内灌注 • 钝针管内的平衡盐溶液 • 台盼蓝 • 眼内用乙酰胆碱 • 过滤空气 • 结膜下注射用头孢唑啉 50 mg • 结膜下注射用地塞米松 2 mg • 1% 泼尼松龙 • 抗生素眼液，如莫西沙星 • 抗生素和皮质类固醇的复方眼膏 • 0.5% 噻吗洛尔 • 1% 阿托品

13.8　操作技巧

13.8.1　白内障摘除不伴人工晶状体植入

1. Colibri 镊固定眼球，前房穿刺刀于约 10 点钟角膜缘穿刺入前房（图 13.2）。4-0 丝线作为上直肌牵引线固定眼球。

2. 台盼蓝染色前囊膜，以便囊膜切开时更好地看清囊膜。

3. 染色完成后，用平衡盐溶液冲洗前房内染色剂，然后用黏弹剂填充前房。

4. 截囊针在前囊膜开一小口。如果前囊膜光滑且无膜样斑块，可用小切口镊（如内界膜镊）经角膜缘穿刺口撕囊。否则在约 2 点钟、距第一个穿刺口 100°~120° 处做第二个角膜缘穿刺口，采用双手式前段玻切手柄切开前囊膜（图 13.3）。前段玻切头开口向下进入前房，自截囊针开口部位切开前囊膜（图 13.4a）。23 G 前段玻切参数设置建议：切速 800 次/分钟（cpm），最大负压 100~150 mmHg，在注/吸-切割模式下流量为 20~30 ml/min。术中使用高灌注压以维持前房。如果术中前房易塌陷，则采用前房维持器。然后将玻切头开口翻转向上（图 13.4b）扩大前囊膜切口，操作时避免过早吸除晶状体皮质以保护后囊膜。前囊膜开口应尽可能呈圆形，直径约

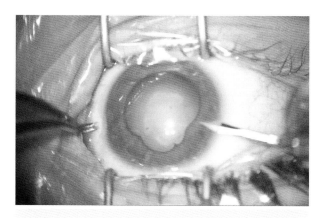

图 13.2　Colibri 镊固定眼球，做角膜缘穿刺口。黏弹剂分离虹膜与前囊膜的局部粘连

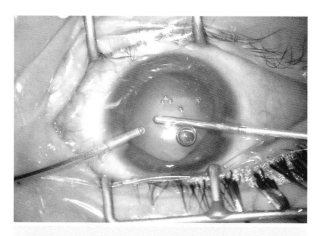

图 13.3　双手式 23 G 前段玻切手柄经两个角膜缘穿刺口进入眼内，相距约 120°。前囊膜已被台盼蓝染色

5 mm，对大多数患儿而言较散大的瞳孔略
小。术中可能需要双手交换操作以确保前
囊膜开口居中、正圆。

5. 前段玻切头清除晶状体皮质，以吸除为主。
建议参数设置：最大负压 400 mmHg，流量
20~25 ml/min，切速 250 cpm，并仅在需要
解除开口堵塞时开启切割。为彻底清除周
边皮质，可双手交换手柄操作，并在吸住
皮质时采用剥除的动作。也可使用双手式
灌注 / 抽吸手柄清除皮质。

6. 前段玻切头切开后囊膜（图 13.5a）。也可
用截囊针或小切口镊行后囊膜撕囊。建议

参数设置：采用切割 - 注 / 吸模式，切速提
升至 1000 cpm，最大负压 100~150 mmHg。
后囊膜切开大小与前囊膜类似（图 13.5b）。

7. 前段玻璃体切除，范围应包括后囊膜开口
后方 360°。建议参数设置：采用切割 - 注 /
吸模式，切速 1000~1500 cpm，最大负压
100~150 mmHg。最后将玻切头伸入前房以
清除所有进入前房的玻璃体和残余黏弹剂。

8. 采用钝针管或经灌注手柄的管道向前房注
入乙酰胆碱，瞳孔收缩且应呈圆形。若玻
璃体向前脱至前房导致瞳孔成角变形，需
再行前房内玻璃体切除。

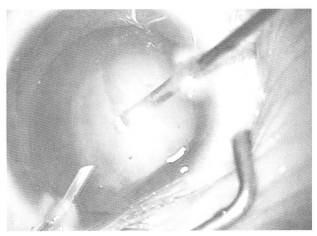
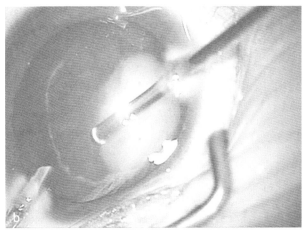

图 13.4 （a）前段玻切头首先开口向下切开前囊膜，（b）然后将开口翻转向上扩大前囊膜开口。本例中前囊膜
膜样斑块影响连续撕囊，故使用玻切头切开前囊膜

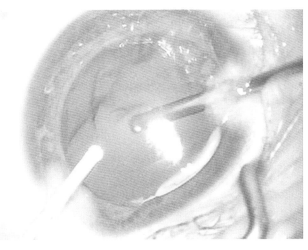
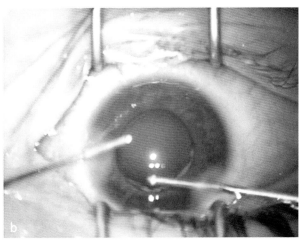

图 13.5　清除晶状体皮质后，用前段玻切头切开后囊膜。（a）玻切头首先开口向下切开后囊膜，（b）后囊膜开
口大小与前囊膜开口相似，略小于散大的瞳孔，约 5 mm。（a）图中可见黏弹剂

9. 若一期不植入 IOL，则在注 / 吸 - 切割模式下，尽可能降低切速，并将负压降至 100 mmHg。玻切头开口向下，在上方周边虹膜做一处虹膜切开，通常仅需切一下即可（图 13.6）。虹膜切开处可能会出血，通常恢复前房灌注压即可止血。

10. 在切割 - 注 / 吸模式下，玻切头开口向上并提升切速。玻切头撤出前房时应维持切割状态，并将其开口向上或偏向一侧以免误伤虹膜。使用纤维素海绵评估切口处有无玻璃体，同时观察瞳孔缘有无移动，若有移动则提示切口部位玻璃体嵌顿，需先清除切口处玻璃体，然后再行前房内玻璃体切除。

11. 10-0 聚乳酸羟基乙酸可吸收缝线缝合角膜缘穿刺口，并将线结埋于角膜缘结膜侧。关闭第一个切口时，应保持灌注以维持前房。

12. 前房内注入平衡盐溶液至手感眼压大致正常。前房内注入过滤空气以免外部液体倒流。

13. 再次用纤维素海绵检查切口以确保水密。

14. 上方球结膜下注射头孢唑林和地塞米松。

13.8.2　白内障摘除联合人工晶状体植入

根据是否联合前段玻璃体切除，以及术者偏好的 IOL 植入的切口类型，儿童白内障手术联合 IOL 植入有多种不同的手术方式。一些术者倾向于巩膜隧道切口，但另一些术者则采用透明角膜切口，该切口保持了结膜完整性，且眼内器械的操作更为容易。对于儿童白内障，角膜切口造成的散光并不比巩膜隧道切口更显著[14]。一些医生主张先将 IOL 植入囊袋内，再行后囊膜切开及前段玻璃体切除，以降低不慎将 IOL 植入后囊膜后的风险。术中具体操作时可经前路将前段玻切头伸至 IOL 后方进行操作，但会导致 IOL 暂时偏位，并可能增加晶状体囊袋和悬韧带损伤的风险；也可经睫状体平坦部切口操作，但这对习惯眼前段手术的医生而言可能会有难度。术毕应缝合所有手术切口。

1. 首先行 13.8.1 "白内障摘除不伴人工晶状体

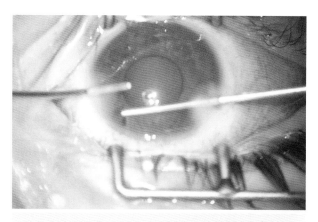

图 13.6　对于不植入 IOL 的患儿，采用低切速和低负压，用前段玻切头做周边虹膜切开。若有少量出血，通过维持前房灌注压即可控制

植入"手术的第 1~7 步。此处介绍的术式中，后囊膜切开和前段玻璃体切除在植入 IOL 前进行。

若经巩膜隧道切口植入 IOL，摘除白内障前需制作上方巩膜板层隧道。首先沿上方角膜缘剪开 3~4 点钟范围球结膜，分离暴露巩膜并电凝止血。于角膜缘后 2.0 mm 做长 3~4 mm、深约 0.3 mm、与角膜缘相切或略呈弧形的板层巩膜切口，而后用月型刀向前穿行巩膜隧道直至透明角膜，再用角膜刀穿入前房。该切口可用于撕囊、同轴注吸摘除白内障和晶状体成分，随后植入 IOL（若不准备行后囊膜切开及前段玻璃体切除）。或在植入 IOL 时再用角膜刀经上述巩膜隧道穿刺进入前房，在此之前经两个角膜缘穿刺口采用双手法摘除白内障（联合或不联合后囊膜切开及前段玻璃体切除）。

2. 将黏弹剂注入后房，扩大前后囊膜之间或睫状沟处的空间，以便植入 IOL 并维持眼球形态。前房维持器也是一种选择。

3. 采用大小合适的角膜刀，将其中一个角膜缘穿刺口扩大为具有 2~3 个平面的角膜切口，或经上述巩膜隧道切口进入前房。由于手术结束时眼球较软难以缝合，可在扩大角膜切口前预置疏松的双褥式 10-0 聚乳酸羟基乙酸可吸收缝线，但后续角膜刀操作时注意避免切断缝线。

4. 将 IOL 载入合适的推注器。一片式 IOL 可更好地贴合婴儿的囊袋[15]，尽管后囊膜切开后植入此种 IOL 难度较大。三片式 IOL 除可置于囊袋，还可通过 IOL 折叠镊放至睫状沟内。将 IOL 推入眼内并调整其位置，若后囊膜已切开，应避免 IOL 的任何支撑襻进入后囊膜的后方。将 IOL 光学部夹持于后囊膜切开处可以减少 IOL 瞳孔夹持及后囊膜混浊的风险，并能保持 IOL 居中，但存在 IOL 向后移位或倾斜的风险[16]。

5. 双手式前段玻切头再次进入前房，清除玻璃体及残余黏弹剂。若 IOL 经角膜切口植入，操作此步骤时前房会较难维持。若 IOL 经巩膜隧道切口植入，可先用 10-0 尼龙缝线行双褥式缝合关闭巩膜隧道切口，以更好地维持前房。

6. 采用钝针管或经灌注手柄的管道向前房注入乙酰胆碱，瞳孔收缩且应呈圆形。若瞳孔成角变形，提示玻璃体自前脱至前房，需再行前段玻璃体切除。

7. 前段玻切头撤出前房时，应保持切割状态，开口向上或偏向一侧，以免误伤虹膜。使用纤维素海绵评估切口处有无玻璃体，同时观察瞳孔缘有无移动，若有移动提示玻璃体嵌顿于切口，先清除切口处玻璃体，然后再切除前房内玻璃体。

8. 10-0 聚乳酸羟基乙酸可吸收缝线关闭角膜切口，并将线结尽量埋于角膜缘的球结膜侧。关闭第一个切口时，应保留灌注以维持前房。若经透明角膜切口植入 IOL，可将切口处预置的双褥式 10-0 聚乳酸羟基乙酸可吸收缝线行 8 字缝合关闭切口，或采用间断缝合关闭切口。若经巩膜隧道切口植入 IOL，则使用 10-0 尼龙缝线关闭巩膜切口，再用 8-0 聚乳酸羟基乙酸可吸收缝线关闭结膜切口。

9. 前房内注入平衡盐溶液至手感眼压大致正常。前房内注入过滤空气以免外部液体倒流。

10. 再次用纤维素海绵检查切口以确保水密。

11. 上方球结膜下注射头孢唑林和地塞米松。

13.8.3　二期人工晶状体植入

对于儿童白内障摘除联合后囊膜切开及前段玻璃体切除术后拟二期植入 IOL，术前应确认囊袋支撑是否足够。如果囊袋支撑不够，则可能需行 IOL 悬吊，且应由具有经验的医生实施手术。目前儿童行 IOL 悬吊的长期随访数据有限，因此只要患儿及家属能够接受，可选择继续佩戴长戴型角膜接触镜及双焦眼镜。前房内植入虹膜固定型 IOL 是代替 IOL 悬吊的一种方式，但目前在美国仍处于临床试验中，尚未得到美国食品药品监督管理局（FDA）批准[17]。

1. 前房穿刺刀分别在 10 点钟和 2 点钟处做角膜缘穿刺口，两切口相距 100°~120°。4-0 丝线作为上直肌牵引线固定眼球。

　　若采用巩膜隧道切口植入 IOL，需在上方制作板层巩膜隧道。首先沿上方角膜缘剪开 3~4 点钟范围球结膜，分离暴露巩膜并电凝止血。于角膜缘后 2.0 mm 做长 3~4 mm、深约 0.3 mm、与角膜缘相切或略呈弧形的板层巩膜切口，而后用月型刀向前穿行巩膜隧道直至透明角膜，暂不进入前房。直至前段玻璃体切除后植入 IOL 时，再穿刺进入前房。

2. 黏弹剂分离虹膜和晶状体前囊膜之间的粘连。

3. 双手式前段玻切手柄经前房行前段玻璃体切除，并将囊口扩大至 5 mm 左右（若囊袋有收缩）。建议参数设置：采用切割 – 注 / 吸模式，切速 1000 cpm，最大负压 100~150 mmHg。前段玻璃体切除范围应包括囊膜开口后方 360°。然后将玻切头伸至前房以切除进入前房的玻璃体。

4. 若计划囊袋内植入一片式 IOL，则需使用黏弹剂 360° 分开前、后囊膜，为 IOL 提供空间，再用前段玻切头小心吸除残余皮质及 Soemmering 环。若计划睫状沟内植入三片式 IOL，则需用黏弹剂填充睫状沟以提供空间。

5. 然后按照 13.8.2 "白内障摘除联合人工晶状体

植入"手术的第 3~11 步完成二期 IOL 植入。

13.9　要点与心得

- 制作角膜切口时，手术刀应稍划及角膜缘血管，以使切口的愈合和完整性更佳。但切口也不宜距角膜缘过远，以免术中结膜泡状隆起。两个角膜缘穿刺口相距 100°~120°，以便手术医生双手操作舒适。
- 当采用镊子撕囊时，由于儿童晶状体囊膜的弹性较大，牵拉囊膜瓣走行方向与晶状体中心约呈放射状，而成人白内障手术时牵拉方向与晶状体中心相切。操作中应不断调整撕囊方向以获得理想的囊口大小。
- 儿童白内障的晶状体皮质易从囊袋内吸除，无须水分离。
- 彻底清除所有晶状体成分对于减少晶状体上皮细胞增生、减轻术后炎症反应很重要。采用双手式手柄有助于完全清除晶状体成分。由于切口更小，术中前房更为稳定。
- 如果术中不植入 IOL，即便行前段玻切术，术后也存在瞳孔阻滞的风险，建议行周边虹膜切除术以降低此风险。
- 后囊膜切开及前段玻切术后植入 IOL 时，无论在囊袋或睫状沟植入，均应确保 IOL 的两个襻位于同一平面。更重要的是，手术医生在完全推入 IOL 前必须确保 IOL 襻不在后囊膜后。若拟将三片式 IOL 植入睫状沟，首先应确保前襻位于睫状沟，然后继续推注 IOL 使其光学部位于睫状沟或虹膜表面。最后使用 Kuglen 调位钩或镊子将 IOL 光学部和后襻植入睫状沟。
- 植入三片式 IOL 时，需记住 IOL 应呈 Z 字形状，以利其光学部向后拱起。如果使用 IOL 推注器，一旦确认前襻位置正确，则需小幅度逆时针转动推注器以确保光学部及后襻位置正确。
- 大多数儿童白内障手术的家庭都面临巨大的心理压力，特别在术后早期。家属应能方便联系手术医生，以便其疑虑能及时得到解决。

13.10　注意事项

- 避免误伤虹膜。
- 避免角膜切口渗漏。
- 合适的囊膜切开直径约为 5 mm：
  - 囊口过小会增加囊袋收缩的风险，而囊袋收缩可能会损伤视力、妨碍周边视网膜观察以及影响眼部外观。
  - 囊口过大可能不足以支撑 IOL，且影响术中对囊袋的观察，可能导致 IOL 植入位置有误。
- 若经巩膜隧道切口植入 IOL，巩膜隧道的深度应适中：
  - 巩膜隧道太深导致巩膜瓣太厚，眼内器械操作较为困难，并且角膜刀可能会过早经虹膜根部进入前房，导致前房积血。
  - 巩膜隧道太浅会导致巩膜瓣太薄，容易撕裂，切口缝合较为困难。

13.11　并发症

　　早期并发症包括眼内出血、术后葡萄膜炎、眼内炎、眼压升高，以及需要再次手术（最常见原因为晶状体上皮细胞快速增生）。儿童发生黄斑囊样水肿的风险很低[18]。其他并发症包括粘连形成、虹膜嵌顿于角膜切口、IOL 瞳孔夹持、IOL 偏位、IOL 表面炎性物质沉积或瞳孔膜形成，以及视网膜脱离。

　　青光眼是需终身监测的长期并发症[19]。儿童白内障术后青光眼的确切原因尚不清楚，与 IOL 植入并无明显相关[1]。小眼球伴小角膜以及手术时年龄过小可能是术后继发青光眼的危险因素[20]。

　　如果植入 IOL，应密切监测视轴或后囊膜混浊的发生，若再次出现形觉剥夺应及时治疗。角膜切口处的瘢痕可能会比较明显，但多随时间消退。术前因形觉剥夺形成的弱视，即使术后积极治疗弱视，也可能无法完全恢复。无晶状体眼使用长戴型角膜接触镜有发生角膜溃疡的风险。

13.12 术后护理

儿童白内障手术结束时，眼内给予1%泼尼松龙、抗生素眼液（如莫西沙星）以及抗生素和皮质类固醇的复方眼膏，然后用眼垫及眼罩包盖术眼。也有术者加用0.5%~1%阿托品及0.5%噻吗洛尔眼液，以及1滴5%聚维酮碘。采用纸质胶带或透明贴膜固定眼罩。眼垫应包盖术眼一天，并由医生于术后第一天打开。特殊情况下，可使用完全独立、不同批号的手术包同时行双眼白内障手术。第二只眼手术时需用眼垫及眼罩包盖第一只眼。双眼手术均结束时先包盖第二只眼，第一只眼再次滴入抗生素及皮质类固醇眼液后包盖。术后第一天开始局部点药：1%泼尼松龙每天6次或以上（具体频次取决于术后的炎症反应），莫西沙星每天4次，抗生素和皮质类固醇的复方眼膏每晚1次。建议家属每次使用泼尼松龙眼液前应摇匀。如果眼压升高，术毕即开始点用噻吗洛尔眼液。婴幼儿不能使用 α_2 肾上腺素能激动剂，如溴莫尼定，因其存在影响中枢神经系统的风险，包括引起嗜睡及呼吸暂停等。术后第1~2周应全天使用透明眼罩保护术眼。若患儿配戴框架眼镜，则白天用眼镜替代眼罩，睡觉时仍需使用眼罩。应提醒患儿家属眼镜度数需根据配镜处方不断调整。术后莫西沙星眼液及抗生素和皮质类固醇的复方眼膏需使用1~2周，泼尼松龙眼液应根据眼内炎症反应在约4~6周内逐渐减量。术后随访时间分别为术后1周、2~4周、1~3个月以及6个月，如有任何问题或并发症应随诊。

应告知家属需立即返院的情况，特别是出现提示早期眼内炎的症状时。应及时评估与处理眼部疼痛、眼红加重、分泌物增多、眼睑水肿及红斑加重、视力下降或其他异常。

对于无法在门诊行激光治疗的患儿术后出现视轴或后囊膜混浊，如果激光仪可移至手术室且患儿头部可安全置于激光仪上，则可在全身麻醉下进行激光治疗，但这需要多人协助。如果激光治疗无法施行或者效果欠佳，则可由眼底病医生经睫状体平坦部行玻璃体切除以清除视轴混浊。儿童行激光治疗视轴混浊的效果与成人激光后囊膜切开有所不同，儿童激光治疗后通常在混浊区形成小的、不规则的开口，尽管这些开口足以解决形觉剥夺。此外，由于晶状体上皮细胞在IOL表面不断增生，激光治疗可能需重复多次。

术后应继续治疗弱视，具体方案取决于白内障是单眼或双眼、患儿年龄以及是否植入IOL。术后2~3周内应配戴长戴型角膜接触镜和（或）框架眼镜矫正屈光不正。对于单眼白内障或双眼视力发育不平衡的双眼白内障，遮盖治疗也应在术后2~3周内开始，直至视力获最大程度的提升并保持稳定。适用于婴儿的长戴型硅胶角膜接触镜的直径为11.3 mm，有三种基弧（7.5，7.7，7.9）可选，度数范围从+23.00 D至+32.00 D，梯度为3.00 D。根据视网膜检影的结果选择合适的度数。7.5基弧适用于大多数婴儿，7.7基弧可用于2~3岁儿童。最好每晚摘下镜片并妥善保存，但对部分家庭而言，每2~4周取镜1次可能更为实际。一些术者在手术结束时即为患儿戴上角膜接触镜，度数通常为+29 D或+32 D，此时不应使用眼膏。不同条件下屈光矫正的建议见表13.3。

参考文献

[1] DRUMMOND G T, HINZ B J. Management of monocular cataract with long-term dilation in children. Can J Ophthalmol, 1994, 29(5): 227-230.

[2] POONIYA V, PANDEY N. Systemic toxicity of topical cyclopentolate eyedrops in a child. Eye (Lond), 2012, 26(10): 1391-1392.

[3] MEDSINGE A, NISCHAL K K. Pediatric cataract: challenges and future directions. Clin Ophthalmol, 2015, 9: 77-90.

[4] WILSON M E, SAUNDERS R A, TRIVEDI R H. Pediatric ophthalmology: current thought and a practical guide. Leipzig, Germany: Springer, 2009.

[5] BIRCH E E, STAGER D R. The critical period for surgical treatment of dense congenital unilateral cataract. Invest Ophthalmol Vis Sci, 1996, 37(8): 1532-1538.

[6] Birch E E, Cheng C, Stager D R, Jr, et al. The critical period for surgical treatment of dense congenital bilateral cataracts. J AAPOS, 2009, 13(1): 67-71.

[7] JENSEN A A, BASTI S, GREENWALD M J, et al. When may the posterior capsule be preserved in pediatric intraocular lens surgery? Ophthalmology, 2002, 109(2): 324-328.

[8] LAMBERT S R, LYNN M J, HARTMANN E E, et al. Comparison of contact lens and intraocular lens

表 13.3　儿童白内障术后弱视治疗的屈光矫正建议。通常需配合遮盖治疗，尤其单眼白内障

眼别	无晶状体眼	人工晶状体眼
单眼	• 2~3 岁前，选择过矫 2~3 D 的长戴型角膜接触镜，以提供中、近距离矫正 • 2~3 岁后，选择不过矫的长戴型角膜接触镜联合双焦眼镜，只要患儿能耐受角膜塑形镜即可一直使用，或使用至植入 IOL • 不宜使用框架眼镜，因为较大的屈光参差，戴框架眼镜可导致双眼物像不等	• 2~3 岁前，选择框架眼镜，可轻度过矫 • 2~3 岁后，选择双焦眼镜，无须过矫
双眼	• 2~3 岁前，框架眼镜或长戴型角膜接触镜均可使用，应过矫 2~3 D，以提供中、近距离矫正 • 首选长戴型角膜接触镜，因为高度远视镜片的像差较大，不利于弱视治疗。尽管如此，由于对幼儿行角膜接触镜的佩戴及护理压力较大，部分家属强烈要求使用框架眼镜 • 2~3 岁开始，可配戴不过矫的长戴型角膜接触镜联合双焦眼镜，只要患儿能耐受角膜塑形镜即可一直使用，或使用至植入 IOL • 仅使用双焦眼镜矫正可能颇具挑战，因为镜片很厚且像差将增加。若双焦眼镜是唯一选择，可考虑二期植入 IOL	• 2~3 岁前，选择框架眼镜，过矫 2~3 D • 2~3 岁后，选择双焦眼镜，无须过矫

correction of monocular aphakia during infancy: a randomized clinical trial of HOTV optotype acuity at age 4.5 years and clinical findings at age 5 years. JAMA Ophthalmol, 2014, 132(6): 676-682.

[9] LAMBERT S R, AAKALU V K, HUTCHINSON A K, et al. Intraocular lens implantation during early childhood: a report by the American Academy of Ophthalmology. Ophthalmology, 2019, 126(10): 1454-1461.

[10] BOTHUN E D, WILSON M E, TRABOULSI E I, et al. Outcomes of unilateral cataracts in infants and toddlers 7 to 24 months of age: Toddler Aphakia and Pseudophakia Study (TAPS). Ophthalmology, 2019, 126(8): 1189-1195.

[11] WILSON M E. Pediatric cataracts: overview. AAO Knights Templar Eye Foundation Pediatric Ophthalmology Education Center. [2020-02-13]. https://www.aao.org/disease-review/pediatric-cataracts-overview.

[12] INDARAM M, VANDERVEEN D K. Postoperative refractive errors following pediatric cataract extraction with intraocular lens implantation. Semin Ophthalmol, 2018, 33(1): 51-58.

[13] WILSON M E, Jr, TRIVEDI R H, BUCKLEY E G, et al. ASCRS white paper. Hydrophobic acrylic intraocular lenses in children. J Cataract Refract Surg, 2007, 33(11): 1966-1973.

[14] BAR-SELA S M, SPIERER A. Astigmatism outcomes of scleral tunnel and clear corneal incisions for congenital cataract surgery. Eye (Lond), 2006, 20(9): 1044-1048.

[15] WILSON M E, Jr, ENGLERT J A, GREENWALD M J. In-the-bag secondary intraocular lens implantation in children. J AAPOS, 1999, 3(6): 350-355.

[16] XIE Y B, REN M Y, WANG Q, et al. Intraocular lens optic capture in pediatric cataract surgery. Int J Ophthalmol, 2018, 11(8): 1403-1410.

[17] GAWDAT G I, TAHER S G, SALAMA M M, et al. Evaluation of Artisan aphakic intraocular lens in cases of pediatric aphakia with insufficient capsular support. J AAPOS, 2015, 19(3): 242-246.

[18] WHITMAN M C, VANDERVEEN D K. Complications of pediatric cataract surgery. Semin Ophthalmol, 2014, 29(5-6): 414-420.

[19] CHEN T C, WALTON D S, BHATIA L S. Aphakic glaucoma after congenital cataract surgery. Arch Ophthalmol, 2004, 122(12): 1819-1825.

[20] BOTHUN E D, WILSON M E, VANDERVEEN D K, et al. Outcomes of bilateral cataracts removed in infants 1 to 7 months of age using the toddler aphakia and pseudophakia treatment study registry. Ophthalmology, 2020, 127(4): 501-510.

第 14 章　角膜胶原交联治疗圆锥角膜

Maanasa Indaram

摘要

圆锥角膜是一种双眼发病的角膜扩张性疾病，表现为角膜进行性变薄和角膜曲率变陡峭。这些改变会引起角膜高度不规则散光，并可进展为角膜瘢痕、角膜水肿甚至角膜穿孔，严重者需行角膜移植以重建患者视功能。圆锥角膜通常在青春期发病，40 岁内病情可持续进展，但也有圆锥角膜在青春期前发病的报道。圆锥角膜的发病年龄越小，其病情进展可能更快，需行角膜移植的风险可能是成年发病者的 7 倍。尽管屈光矫正可提高患者视力，但角膜胶原交联（corneal collagen cross-linking, CXL）是阻止或延缓病情进展的唯一有效方法。本章主要介绍 CXL 治疗的 Dresden 方案，这是目前美国食品药品监督管理局（FDA）唯一批准的用于治疗圆锥角膜的方案。

关键词：圆锥角膜，胶原交联，核黄素，长波紫外线（UVA），角膜断层扫描，角膜地形图

14.1　目的

- 通过加强和稳定角膜胶原纤维以阻止或延缓圆锥角膜的远期进展（研究发现可延缓至少 10 年）[1]。
- 术后一年稳定或改善患者的裸眼或矫正远视力 [2, 3]。
- 术后一年稳定或降低角膜曲率 [2, 3]。
- 眼前段光学相干断层扫描（AS-OCT）可于角膜基质深层见交联线（demarcation line），以此判断角膜胶原交联的深度 [4]。
- 最终目的是预防圆锥角膜严重进展导致视力丧失和（或）需行角膜移植的风险。

14.2　益处

角膜胶原交联（CXL）通过稳定角膜胶原纤维以阻止或延缓圆锥角膜的进展，进而预防高度不规则散光（严重时角膜接触镜也无法矫正），降低严重威胁视力并发症的发生风险，包括角膜水肿、严重的角膜瘢痕和角膜穿孔。这些并发症的出现将使患者面临角膜移植的风险。

14.3　预期目标

- 术后至少阻止或延缓圆锥角膜进展 10 年。
- 术后 1 周内角膜上皮处于修复阶段，眼部可有疼痛。
- 角膜上皮缺损愈合良好，未出现感染或角膜瘢痕。
- 术后 1 个月内可有角膜混浊（haze）和水肿，随后消退。
- 术后视力下降最长持续 1 个月，随后恢复至术前水平。
- 术后 6 个月时，部分患者的裸眼或矫正视力可以有所提高。
- 根据既往的长期随访数据，20% 的患者（尤其确诊时不满 12 岁者）在初次治疗后 10 年内可能因病情进展需再行 CXL，4% 的患者可能因病情严重进展需行角膜移植术 [2]。

14.4　关键原则

- CXL 利用光敏剂（核黄素）在长波紫外线（UVA）照射下强化角膜基质的胶原连接，使得本随年龄增长自发形成的胶原交联过程加速[3]。
- 交联完成后，角膜胶原纤维的机械强度增加，角膜不易扩张和变薄[5]。
- 合理的手术操作可最大程度地发挥手术效果，并将感染性角膜炎、持续性角膜混浊或角膜瘢痕等远期风险降至最低。

14.5　适应证

以下为 FDA 推荐的 CXL 适应证。在临床实践中，许多医生筛选患者时更为个性化（特别是患者年龄）：

- 14 岁及以上。
- 角膜地形图符合圆锥角膜的表现，即下方角膜变陡。
- 陡峭角膜曲率≥47 D。
- 角膜地形图上 I-S 值（inferior-to-superior ratio）>1.5。
- 术眼的矫正视力低于 20/20。
- 角膜最薄处厚度≥300 μm。
- 24 个月内出现圆锥角膜进展的证据，包括角膜最陡峭曲率增加≥1 D、显然验光示散光增加≥1 D 或等效球镜度增加≥0.5 D。

14.6　禁忌证

- 既往角膜手术史（CXL 除外）。
- 影响上皮愈合的角膜病变，例如化学伤、神经麻痹性角膜炎、角膜缘干细胞相关疾病。
- 既往有单纯疱疹病毒性角膜炎病史，因为 CXL 可导致其复发。
- 严重的角膜混浊或瘢痕。
- 严重干眼。

14.7　术前准备

- 术前详细采集病史，并行裂隙灯显微镜检查，排除上述禁忌证。
- 基于 Placido 盘原理的角膜地形图或基于 Scheimpflug 原理的角膜断层扫描检查证实存在圆锥角膜进展。
- 行眼前段 OCT 检查，用于手术前后对比。
- 术前评估中，医生、患者及其家属应共同讨论手术是否可局部麻醉下进行，若患者难以配合，则需全身麻醉。
- 手术医生应与患者及其家属进行详细的术前谈话，明确告知治疗目的，即阻止圆锥角膜进展。应确保患者理解 CXL 无法逆转圆锥角膜已发生的损害，且术后仍需戴镜矫正屈光不正。

14.8　操作技巧

14.8.1　麻醉和准备

1. 局部麻醉患者于术眼内滴入数滴 0.5% 丁卡因。全身麻醉患者于手术室内接受全身麻醉。
2. 麻醉效果满意后，术眼内滴入 0.5% 酮咯酸氨丁三醇眼液和 0.5% 莫西沙星眼液各 1 滴。
3. 5% 聚维酮碘常规消毒并铺单。

14.8.2　酒精辅助角膜上皮刮除

1. 将直径为 8~9 mm 的角膜上皮酒精罩轻压于角膜中央区，注意压力应均匀。
2. 将数滴用灭菌水稀释至 20% 浓度的酒精滴至酒精罩内（图 14.1），停留 30 秒，注意整个过程中不能提起酒精罩以防酒精漏出。
3. 30 秒后使用海绵吸除酒精罩内的酒精，平衡盐溶液冲洗角膜和结膜。
4. 上皮钩轻提起角膜上皮边缘。
5. 钝性上皮刮刀沿角膜上皮边缘将角膜中央区 8~9 mm 直径范围内的上皮刮除（图 14.2）。

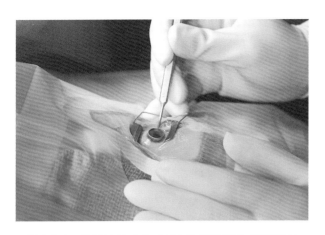

图 14.1　将数滴浓度为 20% 的酒精滴入轻压于角膜中央区直径为 8~9 mm 的酒精罩内

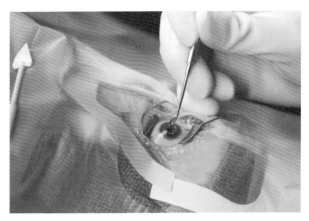

图 14.2　酒精浸泡后，用钝性上皮刮刀刮除角膜中央区 8~9 mm 范围内的角膜上皮

14.8.3　核黄素预处理

1. 将核黄素（0.1% 核黄素溶于 20% 葡聚糖 T500 溶液）频点于角膜表面（图 14.3），每 2 分钟点 1 滴，持续 30 分钟。

2. 上述过程结束时，通过手持式裂隙灯显微镜观察前房，若出现黄色闪辉则说明核黄素已通过角膜基质吸收。若未见到黄色前房闪辉，则继续核黄素点眼，每 10 秒 1 次，持续 2 分钟，而后用手持式裂隙灯显微镜观察前房。重复上述操作直至前房中可观察到黄色闪辉。

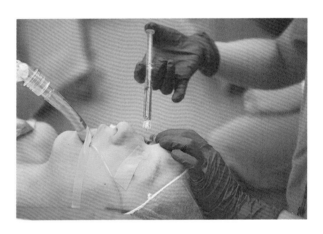

图 14.3　核黄素滴于角膜表面，每 2 分钟 1 滴，持续 30 分钟

3. 超声角膜测厚仪测量角膜中央厚度，以确保其大于 400 μm。若小于 400 μm，则使用低渗核黄素（不含葡聚糖的 0.1% 核黄素）点眼，每 10 秒 1 次，持续 2 分钟，直到角膜厚度至少达 400 μm。

14.8.4　长波紫外线照射

1. 使用目前 FDA 唯一批准的 KXL 系统（Avedro 公司），将 UVA（365 nm）对准并照射已去除上皮的角膜中央 8~9 mm 区域，照射时间为 30 分钟，辐照度为 3.0 mW/cm²（图 14.4）。

2. 照射期间继续核黄素点眼，每 2 分钟 1 滴，持续 30 分钟（图 14.5）。

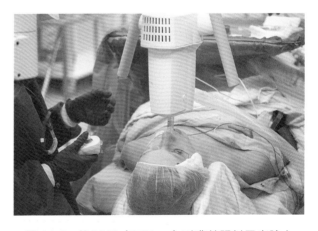

图 14.4　将 UVA（365nm）对准并照射已去除上皮的角膜中央 8~9 mm 区域，照射时间为 30 分钟，辐照度为 3.0 mW/cm²

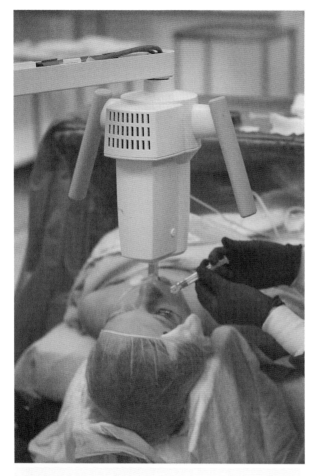

图 14.5　UVA 照射期间，角膜表面持续滴核黄素，每 2 分钟 1 滴，持续 30 分钟

3. 照射结束后，平衡盐溶液（BSS）充分冲洗角膜表面，术眼内滴入 0.5% 酮咯酸氨丁三醇眼液、0.5% 莫西沙星眼液、1% 醋酸泼尼松龙眼液各 1 滴。
4. 术眼戴角膜绷带镜以缓解不适，而后佩戴眼罩。

14.9　要点与心得

- 若担心患者无法耐受局部麻醉手术，比如年幼或发育迟缓的患者，建议行全身麻醉。
- 由于年轻患者的细胞黏附能力强，酒精浸泡后应尽快刮除角膜上皮，以免上皮细胞再次黏附至前部基质而导致刮除上皮时基质损伤。

- 由于 0.1% 核黄素溶于 20% 葡聚糖溶液后形成的是高渗且黏稠的液体，可能导致角膜脱水。若角膜最薄处厚度 < 450 μm，刮除上皮后厚度将减少约 50 μm，建议使用不含葡聚糖的低渗核黄素溶液预处理角膜。需注意的是，FDA 批准用于临床试验的是含葡聚糖的核黄素溶液。
- 对于难以于术后首次复诊时取掉角膜绷带镜的患者，术毕时不应放置角膜绷带镜，可选择于术后 3 天内遮盖术眼，以减缓角膜上皮缺损引起的疼痛。
- 为降低手术风险，通常一次手术只做一眼。但在少数情况下，同一天内会进行双眼手术。若双眼同时手术，首先去除双眼的角膜上皮。而后第一眼点核黄素，另一眼闭合。当第一眼进行 UVA 照射时，第二眼点核黄素。当第一眼术毕佩戴角膜绷带镜后，第二眼进行 UVA 照射。

14.10　并发症

- 术后持续 1 个月以上的角膜混浊。
- 感染性角膜炎。
- 无菌性角膜浸润。
- 角膜瘢痕。
- 角膜缘干细胞损伤。
- 角膜内皮损伤。
- 疾病进展或治疗无应答。

14.11　注意事项

- 避免刮除所有角膜上皮（即刮除至角膜缘）或者 UVA 照射角膜缘，否则可能造成角膜缘干细胞损伤。
- 前房未见黄色闪辉时避免进行 UVA 照射，否则可能导致角膜基质内交联不完全。
- 角膜厚度小于 400 μm 时不应进行 UVA 照射，以免引起角膜内皮损伤。

14.12　术后护理与预期

- 术后 1 周内患者应注意保持角膜绷带镜在位，1 周后取出绷带镜。这样可确保角膜上皮修复时患者的疼痛得以有效缓解。
- 告知患者术眼点 0.5% 酮咯酸氨丁三醇眼液、0.5% 莫西沙星眼液和 1% 醋酸泼尼松龙眼液，每天各 4 次。1 周后停用酮咯酸氨丁三醇眼液和莫西沙星眼液，醋酸泼尼松龙眼液则逐渐减量，使用 4 周。
- 术后 1 周内患者睡觉时需佩戴防护眼罩，术后 1 个月内阳光暴露时（无论室外或室内）需佩戴墨镜。
- 最重要的是，术后应避免揉眼，以免影响角膜上皮愈合和（或）造成圆锥角膜进展。

参考文献

[1] BARBISAN P R T, PINTO R D P, GUSMÃO C C, et al. Corneal collagen cross-linking in young patients for progressive keratoconus. Cornea, 2020, 39(2): 186-191.

[2] MAZZOTTA C, TRAVERSI C, BAIOCCHI S, et al. Corneal collagen cross-linking with riboflavin and ultraviolet A light for pediatric keratoconus: ten-year results. Cornea, 2018, 37(5): 560-566.

[3] HERSH P S, STULTING R D, MULLER D, et al. United States multicenter clinical trial of corneal collagen crosslinking for keratoconus treatment. Ophthalmology, 2017, 124(9): 1259-1270.

[4] SPADEA L, TONTI E, VINGOLO E M. Corneal stromal demarcation line after collagen cross-linking in corneal ectatic diseases: a review of the literature. Clin Ophthalmol, 2016, 10: 1803-1810.

[5] WOLLENSAK G, SPOERL E, SEILER T. Riboflavin/ultraviolet-a-induced collagen crosslinking for the treatment of keratoconus. Am J Ophthalmol, 2003, 135(5): 620-627.

第四部分
小儿青光眼手术

第 15 章　房角切开术　　　　　107

第 16 章　小梁切开术　　　　　111

IV

第 15 章　房角切开术

Helen H. Yeung

摘要

房角切开术是一种重建或改善房角滤过功能的青光眼手术。对适合的患儿而言，房角切开术通常是儿童青光眼的最佳起始术式。

关键词：婴幼儿型青光眼，儿童青光眼，房角切开术

15.1　目的

- 降低眼压（IOP）。
- 减少降眼压药物的使用。
- 可能治愈特定类型的原发性及继发性儿童青光眼。

15.2　益处

- 微创手术。
- 不损伤结膜及巩膜，为将来可能需要的滤过手术保留手术区域。

15.3　预期目标

- 房角切开术的效果因人而异，主要取决于先天性或获得性房角异常的严重程度。
- 房角切开术治疗原发性先天性婴幼儿型青光眼和葡萄膜炎继发青光眼的效果满意，而对于 Sturge-Weber 综合征和原发性先天性新生儿青光眼（出生后 1 个月内发病）的效果不如前者。

15.4　关键原则

房角切开术旨在改善房角滤过功能（图 15.1），即使手术失败，也可进行其他抗青光眼手术。

15.5　适应证

- 对青光眼的准确分型决定了患儿能否从房角切开术中获益（表 15.1）。
- 是否行房角切开术受多因素影响，包括术者经验、可使用的手术器械和设备、角膜透明度、房角状态和既往抗青光眼手术史。

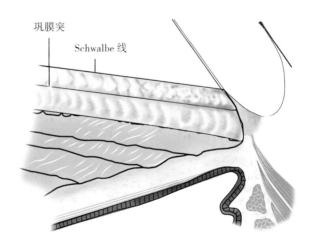

图 15.1　房角镜下原发性先天性青光眼的典型房角形态

表 15.1 不同类型儿童青光眼行房角切开术的疗效

疗效佳	疗效不佳
• 原发性先天性婴幼儿型青光眼	• 原发性先天性新生儿青光眼
• 发现较迟的原发性先天性青光眼	• Sturge-Weber 综合征
• 激素性青光眼	• 粘连性闭角型青光眼
• 葡萄膜炎继发开角型青光眼	• 无虹膜性青光眼的晚期
• 早期婴幼儿无晶状体性青光眼	• 虹膜角膜内皮综合征
• 虹膜房角发育不良（iridogoniodysgenesis）	• 外伤性房角后退
• 无虹膜性青光眼的预防	• 先天性虹膜外翻综合征

表 15.2 房角切开术所需器械和物品

器械	物品
• 眼压计	• 0.5% 阿可乐定
• 卡尺	• 平衡盐溶液
• 儿童开睑器	• 30 G 灌注针头或套管
• 直接房角镜	• 3 ml 注射器抽取
• 手术显微镜或带光源的放大镜	1 : 16 000 肾上腺素
• 带锁有齿镊，如 Elschnig-O'Connor 带锁固定镊	• 70% 异丙醇
• 大小合适的手术房角镜	• 10-0 聚乳酸羟基乙酸缝线
• 房角切开刀或 25 G 针头	• 抗生素眼液或眼膏，如杆菌肽 / 多黏菌素
• 显微打结镊	• 1% 醋酸泼尼松龙
• 外灌注套管	
• 15 号刀片	

15.6 禁忌证

- 无法看到全周的房角结构。
- 尽管房角切开术并非对所有儿童青光眼有效，但仍能暂时降低眼压，为后期进行效果更确切的抗青光眼手术（通常是小梁切除术或引流阀植入术）提供机会。

15.7 术前准备

- 确保全身麻醉下行术前检查和房角切开术所需的器械、物品均已准备就绪（表 15.2）。
- 术前 48 小时停用局部降眼压药物。术前 12 小时停用口服乙酰唑胺。
- 术前一天睡前双眼内涂抗生素眼膏，如杆菌肽 / 多黏菌素或杆菌肽[1]。

15.8 操作技巧

15.8.1 全身麻醉下检查

1. 患儿全身麻醉后，首先行眼压、角膜直径和房角镜检查，并采用手持式裂隙灯显微镜检查角膜及虹膜，眼底镜检查眼底。
2. 房角镜检查时需评估房角的清晰程度，检查小梁网以确定手术区域。
3. 术中前房尚未形成前可能会出现一过性低

眼压。将浸有少量 0.5% 阿可乐定的明胶海绵置于拟切开房角对应的角膜缘，以减少低眼压导致的血液回流入前房。

15.8.2 房角切开术

1. 常规消毒术野后使用粘贴巾固定睫毛，以便手术器械顺利进入前房且不接触睫毛。
2. 术者位于拟切开房角的对侧，若使用手术显微镜，术者采取坐位，若使用放大镜，术者则需站立。初次手术一般选择鼻侧房角，因此术者位于患儿颞侧。
3. 调整患儿的眼位和头位，使术眼的虹膜平面向术者对侧倾斜。
4. 用带锁有齿镊夹住垂直直肌的止端，以固定眼球、防止角膜扭曲变形，并有利于房角切开器械经透明角膜切口顺利进入前房。
5. 用手术房角镜观察房角（图 15.2）。手术房角镜的大小应合适，使房角切开器械顺畅地进出前房且不触及房角镜，从而避免术中移动和抬高房角镜（图 15.3）。
6. 调整带光源的放大镜或手术显微镜直至房角结构清晰。
7. 自角膜缘前方（而非角膜缘）将房角切开器械穿刺入前房，以便术者能够沿虹膜平面移动器械。

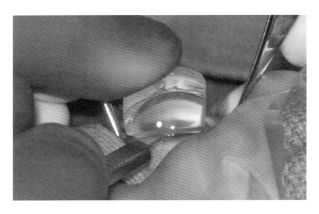

图 15.2　手术房角镜下直视房角结构

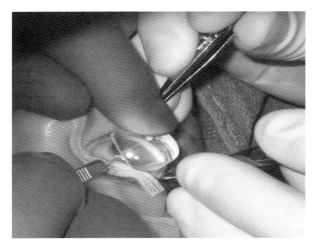

图 15.3　房角切开器械顺畅进入前房且不触及房角镜，避免术中移动和抬高房角镜

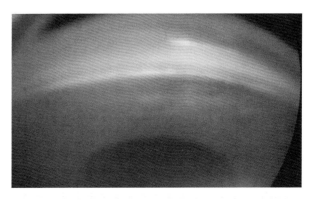

图 15.4　房角切开刀插入小梁网的中后部，环形切开约 5 个钟点

15.9　要点与心得

- 诊断时应排除鼻泪管阻塞，因为相较于儿童青光眼，鼻泪管阻塞是婴幼儿流泪更常见的原因。
- 若角膜上皮水肿明显、遮挡术野，可将 70% 异丙醇滴于角膜表面，再用 15 号刀片轻柔刮除角膜上皮。而后用平衡盐溶液轻柔冲洗角膜和结膜以完全去除残余的异丙醇。
- 术前 5 天左右，尝试通过口服乙酰唑胺［10~15 mg/（kg·d），每天分 2~3 次口服］以降低眼内压、消除角膜基质水肿。
- 若房角切开刀的头端插入小梁网的深度合适，切开小梁网时术者手上并无明显的感觉。若有摩擦感，提示房角切开刀位置过深。
- 拟行房角切开术时，也要做好改行外路小梁切开术的准备。

15.10　注意事项

　　避免在房角镜无法看清房角结构时盲目操作，这是房角切开术的禁忌。

15.11　并发症

- 眼前段组织损伤。
- 睫状体分离。

8. 直视下将房角切开刀在前房内推进，将其尖端插入小梁网的中后部，继而环形切开约 5 个钟点（图 15.4）。

9. 退出房角切开刀，立即用平衡盐溶液加深前房。

10. 前房内可能会残留一些回流的血液，通常无须前房灌注冲洗将其去除。

11. 若回流的血液过多，则前房注入 1：16 000 的肾上腺素溶液约 0.2 ml。

12. 若角膜切口渗漏、前房不能维持，则用 10-0 聚乳酸羟基乙酸缝线缝合角膜切口。

13. 术毕眼内依次给予抗生素眼液、1% 醋酸泼尼松龙、0.5% 阿可乐定和抗生素眼膏[2]。

15.12　术后护理

- 局部点皮质类固醇眼液，每天 2 次，持续 1 周。
- 若角膜切口需缝合，每天使用抗生素眼膏 1 次直至缝线吸收。
- 术毕应及时抬高床头，并在麻醉恢复室（PACU）和术后 1 周内均持续抬高床头，以减少前房积血引起并发症的风险。
- 若出现低眼压，前房积血可能会加重和扩大，需密切观察。
- 若前房积血加重导致眼压升高，建议行前房冲洗。

15.13　致谢

特别感谢 David S. Walton 博士在本章筹备中给予的指导。

参考文献

[1] GRAJEWSKI A L, BITRIAN E, PAPADOPOULOS M, et al. Surgical management of childhood glaucoma. Cham, Switzerland: Springer, 2018: 49-55.

[2] THOMAS J V, BELCHER C D, SIMMONS R J. Glaucoma Surgery. St. Louis, M.O.: Mosby Year Book, 1992: 107-121.

第 16 章　小梁切开术

Helen H. Yeung

摘要

小梁切开术是治疗婴幼儿型青光眼的另一种房角手术方式。

关键词：婴幼儿型青光眼、小梁切开术

16.1　目的

- 降低眼内压。
- 减少抗青光眼药物的使用。

16.2　益处

尽管房角切开术是治疗原发性婴幼儿型青光眼的首选式式，但当房角结构窥不清时，则选择小梁切开术。

16.3　预期目标

- 与房角切开术相似，小梁切开术的手术效果取决于患儿是否适合接受此手术。
- 对于原发性先天性婴幼儿型青光眼的治疗效果最佳。
- 术后通常伴有少量的前房积血，持续 1~2 天。

16.4　关键原则

当房角结构窥不清、无法行房角切开术时，则选择小梁切开术。

16.5　适应证

- 适合小梁切开术的青光眼类型与房角切开术相同。
- 对于角膜混浊的病例，小梁切开术的手术难度低于房角切开术。
- 小梁切开术适用于角膜混浊或不透明导致房角结构窥不清而无法行房角切开术的患儿。

16.6　术前准备

确保全身麻醉下行术前检查和小梁切开术所需的器械、物品已准备就绪（表 16.1）。患儿全身麻醉后，首先行眼内压、角膜直径和房角镜检查，并采用手持式裂隙灯显微镜检查角膜及虹膜，眼底镜检查眼底。

表 16.1　小梁切开术所需器械和物品

器械	物品
• 手术显微镜	• 平衡盐溶液
• 左、右方向的小梁切开刀（Harms 或 McPherson）	• 6-0 尼龙缝线
• 锐利的三角刀或穿刺刀	• 9-0 聚乳酸羟基乙酸缝线
• Vannas 弯剪	• 10-0 聚乳酸羟基乙酸缝线
• 显微镊，如 0.12 mm 有齿镊或 Jeweler 镊	• 带圆针的 10-0 聚乳酸羟基乙酸缝线
• 57 号 Beaver 刀片	• 1% 醋酸泼尼松龙
	• 莫西沙星眼液或杆菌肽 / 多黏菌素眼膏

16.7　操作技巧

1. 自眼球颞上方或鼻上方手术，为将来可能需行的小梁切除术留下手术空间。

2. 环形剪开球结膜并做两个松解切口，分离暴露巩膜面。而后用 57 号 Beaver 刀片或划痕刀做一宽 3.5 mm、以角膜缘为基底的三角形巩膜瓣（图 16.1）。

3. 巩膜瓣深度约为巩膜厚度的 1/2，沿此层向前朝角膜方向剖切，直至看到深色的角膜缘组织。

4. 使用穿刺刀在鼻上方或颞上方（根据患儿和术者的位置选择）行前房穿刺。

5. 此穿刺口用于 30 G 短套管进入并加深前房，应具足够长度以达自闭。

6. 自角膜缘与巩膜的交界处前 1.0 mm 至后 2.0 mm 用穿刺刀做一放射状的板层切口（图 16.2）。

7. 逐渐增加放射状切口的深度，可在此切口的后 1/3 处见到巩膜突的环形纤维，其前方即为 Schlemm 管表面较为稀疏的环形纤维（图 16.3）。Schlemm 管外壁常呈深墨绿色。

8. 继续加深放射状切口的深度，最终切开 Schlemm 管的外壁进入 Schlemm 管。

9. 剖切 Schlemm 管时，术者应根据自身要求增加显微镜的放大倍率。

10. 一旦进入 Schlemm 管，可能有血或房水流出。

11. 显微镊（如 Jeweler 镊）夹取一小段 6-0 尼龙缝线，分别从 Schlemm 管的两侧断端插入 Schlemm 管，以验证是否到达 Schlemm 管。

12. 采用 Vannas 弯剪扩大 Schlemm 管的两侧开口，方法：将剪刀的一叶插入 Schlemm 管的右侧断端环形剪开放射状切口的右侧切缘，同法剪开左侧。

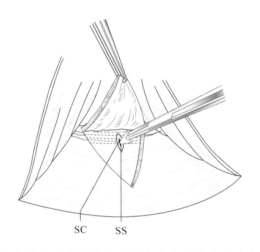

图 16.2　在巩膜瓣下自角膜缘与巩膜交界处前 1.0 mm 至后 2.0 mm 做一放射状切口。SC：Schlemm 管；SS：巩膜突

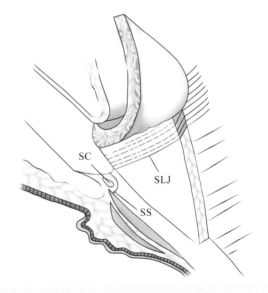

图 16.3　不断向深部剖切放射状切口，在切口后 1/3 处可见巩膜突的环形纤维，其前方可见 Schlemm 管表面较为稀疏的环形纤维。SC：Schlemm 管；SLJ：角膜缘与巩膜的交界；SS：巩膜突

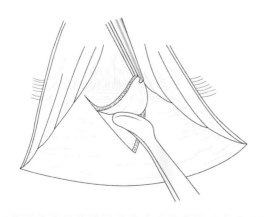

图 16.1　制作以角膜缘为基底的三角形巩膜瓣

13. 使用小梁切开刀切开小梁网，刀刃放置方法：将小梁切开刀的远端刀刃插入 Schlemm 管，近端刀刃在管外引导远端刀刃的走行方向（图 16.4）。操作时应无阻力感。

14. 当远端刀刃进入 Schlemm 管后，平行虹膜表面将其旋转入前房，直至 3/4 的刀刃长度暴露。旋转过程中应无阻力感。

　　如果小梁切开刀的旋转平面向后倾斜，可能会碰及虹膜。如果向前倾斜，可能因切及 Schwalbe 线的周围组织而感到阻力。

15. 切开一侧小梁网后前房可能变浅，需先加深前房，然后采用同法切开另一侧小梁网。

16. 两侧小梁网均切开后，用 10-0 聚乳酸羟基乙酸缝线缝合三角形巩膜瓣以维持前房。

17. 9-0 聚乳酸羟基乙酸缝线缝合结膜切口的两端（环形切口与松解切口之间）。带圆针的 10-0 聚乳酸羟基乙酸缝线间断缝合结膜松解切口[1]。

16.8　要点与心得

反复发生前房积血颇为少见，若伴眼压升高，则需行前房冲洗。

16.9　注意事项

- 若小梁切开刀插入 Schlemm 管的位置靠前，则当其旋转入前房时可能会造成后弹力层脱离。
- 若小梁切开刀插入 Schlemm 管的位置过于靠后，则当其旋转入前房时会导致虹膜根部离断或裂孔形成。

16.10　并发症

- 前房出血。
- 虹膜根部离断。

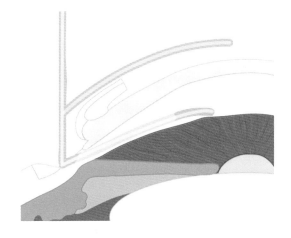

图 16.4　小梁切开刀切开小梁网时，将远端刀刃插入 Schlemm 管，近端刀刃在管外引导远端刀刃的走行方向

- 虹膜裂孔。
- 后弹力层脱离。

16.11　术后护理

- 抗生素和皮质类固醇眼液滴眼后用眼垫和眼罩包盖术眼。笔者使用的是 1% 醋酸泼尼松龙眼液联合莫西沙星眼液或多黏菌素 / 杆菌肽眼膏。术眼于术后 24 小时打开，并开始使用眼液。眼罩应使用至术后第 2 天。
- 抬高床头非常重要，目的是使前房积血沉积于下方，并通过降低巩膜上静脉压防止前房积血增多。

16.12　致谢

特别感谢 David S. Walton 博士在本章筹备中给予的指导。

参考文献

[1] WALTON D S. Goniotomy, trabeculotomy, and goniosynechialysis // HIGGINBOTHAM E J, LEE D A. Clinical guide to glaucoma management. Woburn, M.A.: Butterworth-Heinemann, 2004: 412-423.

第五部分

早产儿视网膜病变的治疗

第 17 章　激光治疗早产儿视网膜病变
　　　　　　　　　　　　　　　117

第 18 章　抗 VEGF 治疗早产儿视网膜
　　　　　病变　　　　　　　　122

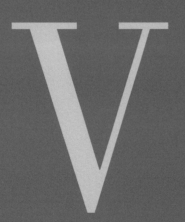

第 17 章　激光治疗早产儿视网膜病变

Shilpa J. Desai, Michelle C. Liang

摘要

　　早产儿视网膜病变（ROP）是一种发生在极低出生体重早产儿的疾病，表现为视网膜异常血管化和新生血管生成。随着现代医学的不断进步，低出生体重儿的存活率不断提高，从而增加了 ROP 的发病率。如果治疗不当，可由视网膜脱离和颞侧视网膜牵拉导致视力下降和失明。

　　激光治疗（或激光光凝）是一种临床常用、安全有效的 I 型 ROP 治疗方法。了解该手术的适应证、操作流程和潜在不良反应，有助于提高 ROP 治疗的成功率、避免可能威胁视力的并发症。

　　关键词：早产儿视网膜病变，I 型病变，附加病变，激光治疗

17.1　目的

- 促使活动性早产儿视网膜病变消退。
- 避免并发症，包括黄斑牵引和牵拉性视网膜脱离。

17.2　益处

　　相较 ROP 的其他疗法，如冷冻和抗血管内皮生长因子（VEGF）治疗，激光光凝术有许多优势。由于激光治疗的成功率更高、视功能预后更佳，冷冻疗法已渐淘汰 [1]。此外，与激光治疗相比，冷冻疗法远期可导致更高度数的近视 [2]。抗 VEGF 治疗是 ROP 的一种新疗法，但由于需要玻璃体腔注

射，有发生感染、出血、视网膜脱离和晶状体损伤的风险。此外，抗 VEGF 药物对早产儿长期的全身不良反应尚未知。

17.3　预期目标

　　I 型 ROP 激光治疗成功标准：活动性 ROP 完全消退，未发生视网膜脱离或后极部解剖结构的异常。

17.4　关键原则

- 及时精准诊断是 I 型 ROP 治疗成功的关键。
- 激光治疗（图 17.1 和图 17.2）适用于 I 型 ROP，预防 ROP 未及时治疗导致的视力丧失。

17.5　适应证

　　ROP 治疗有两个主要研究。冷冻治疗早产儿视网膜病变的多中心研究（CRYO-ROP）确定冷冻治疗应于阈值期病变开始 [3]。阈值期病变定义：I 区或 II 区的 3 期病变，伴有附加病变，病变范围至少连续达 5 个钟点或累计达 8 个钟点。

　　其后的早产儿视网膜病变早期治疗研究（ETROP）发现，从 I 型 ROP 开始行激光治疗的效果更佳 [4, 5]。I 型 ROP 定义：

- I 区，任一分期伴附加病变。
- I 区，3 期 ROP，无附加病变。
- II 区，2 期或 3 期 ROP 伴附加病变。

　　ETROP 研究还对 II 型 ROP 进行定义：

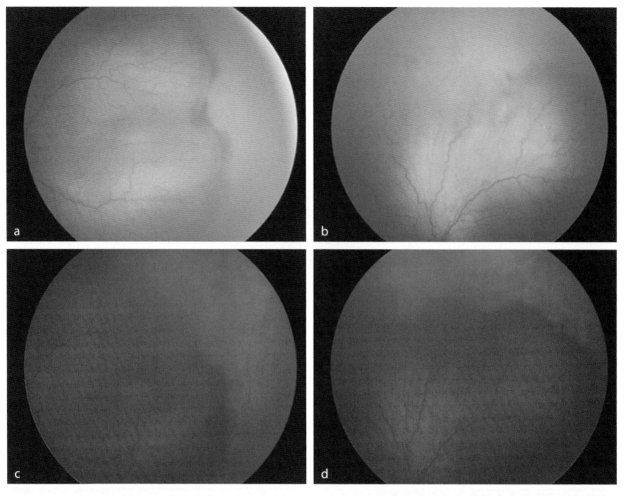

图 17.1　Ⅱ区 3 期 ROP 伴附加病变，激光治疗前（a、b）和治疗后早期（c、d）

- Ⅰ区，1 期或 2 期 ROP，无附加病变。
- Ⅱ区，3 期 ROP，无附加病变。

Ⅱ型 ROP 建议每周复查。

4 期或 5 期 ROP（部分或全部视网膜脱离）的新生儿需行巩膜扣带术和玻璃体切除术。4 期和 5 期 ROP 的视力预后不佳，所以及时治疗是保存视力的关键。

17.6　禁忌证

- 全身情况不稳定，无法耐受全身麻醉和激光治疗。
- 瞳孔难以散大或眼内出血导致视野不清。

17.7　术前准备

根据患儿的孕周、出生体重和全身情况进行 ROP 筛查，并根据检查结果决定治疗和随访[6]。筛查需用 0.2% 环喷托酯和 1% 去氧肾上腺素的混合眼液散大瞳孔。根据病变位置和严重程度进行 ROP 分级。

根据视网膜血管化的部位分区：

- Ⅰ区：以视盘为中心，视盘中央到黄斑中心凹距离的 2 倍为半径的圆形区域。
- Ⅱ区：Ⅰ区以外，以视盘为中心，视盘中央至鼻侧锯齿缘的距离为半径的环状区域。
- Ⅲ区：除Ⅰ区和Ⅱ区外，剩余的颞侧视网膜新月形区域。

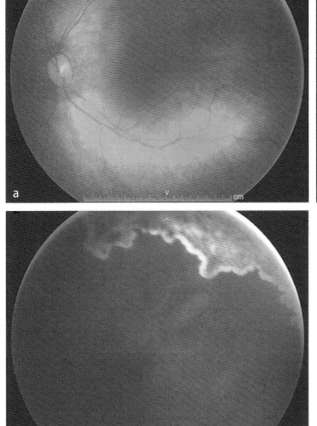

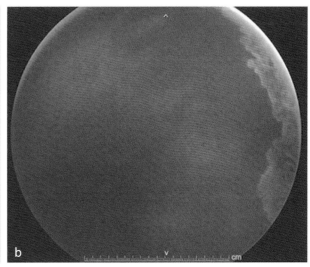

图 17.2　同一 ROP 患儿激光治疗后 1 个月，可见附加病变（a）和周边 3 期病变（b、c）均消退

根据视网膜血管区和无血管区分界处的表现分期：

- 1 期：平坦的分界线。
- 2 期：分界线呈嵴状隆起。
- 3 期：新生血管形成并长至嵴上。
- 4 期：视网膜部分脱离。
- 5 期：视网膜全脱离。

附加病变定义：后极部至少 2 个象限出现视网膜血管扩张、迂曲。附加病变通常是治疗指征。前附加病变是指尚不足以诊断附加病变的小动脉迂曲和小静脉扩张，也需引起注意。急进性后部型 ROP（AP-ROP）是指所有象限出现与周边视网膜病变程度不成比例的血管迂曲，进展迅速，预后较差。

一旦新生儿出现任何分期的 ROP，应与其家属沟通检查结果，以便家属做好治疗准备。如果需行激光治疗，则应与家属沟通治疗方案、潜在风险和预后。

17.8　操作技巧

ROP 激光治疗可在手术室内全身麻醉后进行（图 17.3），也可在床边镇静、监护下进行。治疗地点的选择取决于患儿全身情况的稳定性以及麻醉医生和眼科医生的偏好。护理与治疗团队的沟通协调对确保患儿获得最佳治疗效果至关重要。

1. 患儿体位应确保术者能够顺利完成激光治疗。术者应能环绕患儿自由移动，以便对全部周边视网膜行激光治疗 [7]。

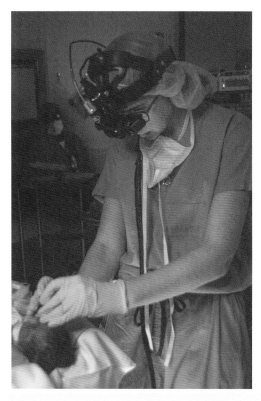

图 17.3　手术室内为早产儿行激光光凝术

2. 建议使用波长为 810 nm 的间接二极管激光，因其可将白内障的发生率降低至 0.003%，而氩激光为 1%~6%[8, 9, 10]。28 D 透镜的视野范围大，是透镜的最佳选择。此外，术中还需要婴儿开睑器和巩膜顶压器。

3. 激光经瞳孔以近融合模式 360° 照射视网膜无血管区直至锯齿缘。激光斑应呈瓷白色。常用激光参数：能量 150~250 mW，脉冲持续时间 100~200 ms，光斑间隔为 0.5~1 个光斑。在进展性或持续性 ROP 病例中，激光也可照射在嵴后部[11]。通常而言，Ⅱ 区病变需 2000~3000 个光斑，Ⅰ 区病变还应增多。

4. 从视野最易暴露、最需关注的区域开始激光治疗，通常是视网膜颞侧嵴。然后轻轻顶压巩膜，自嵴部向前，并延续至 360° 视网膜范围进行激光治疗。

5. 治疗结束前，使用巩膜顶压器再次检查周边视网膜以防遗漏，确保激光斑已覆盖周边 360° 且均达锯齿缘。

17.9　要点与心得

- 婴儿的角膜小且陡峭，视角需较成人更为垂直。避免采用水平视角。
- 对婴儿行激光治疗较成人更具挑战性，可能需花费 60~90 分钟。

17.10　注意事项

- 避免过于靠后顶压眼球，因其不利于观察锯齿缘。婴儿锯齿缘距角膜缘仅 1.0 mm，而成人为 3.5~4 mm。
- 避免过度顶压或突然放松顶压，以免瞳孔收缩和玻璃体积血。
- 整个治疗过程中应避免角膜干燥，使用生理盐水湿润角膜。

17.11　并发症

- ROP 激光治疗最常见的并发症是病变持续进展，表现为嵴不消退、附加病变持续、虹膜新生血管或玻璃体积血。一旦发生以上情况，应仔细检查有无遗漏的、可能在继续产生 VEGF 的视网膜区域。荧光素血管造影有助于评估是否存在未行治疗的视网膜无血管区。
- 炎症反应可见于 ROP 病变本身和激光治疗。若出现渗出性视网膜脱离，可结膜下注射地塞米松（每眼 2.5 mg）或全身使用皮质类固醇以抑制炎症反应[12]。全身激素的用量应与整个治疗团队讨论，有病例报告建议剂量为 0.6 mg/（kg·d）[13]。
- 氩激光或二极管激光均可导致晶状体混浊[14, 15]，但二极管激光的发生率更低。
- 有前房积血的报道[16]。
- 使用过大能量行过度激光治疗也可导致眼前段并发症，包括低眼压、虹膜萎缩[17] 和眼球萎缩[18, 19]。胎龄越小的患儿出现眼前段并发症的风险越大[20]。

17.12　术后护理

- 术后继续使用 0.2% 环喷托酯与 1% 去氧肾上腺素的复方眼液，每天 3 次，以防止眼内炎症造成瞳孔粘连。也可加用 1% 醋酸泼尼松龙眼液每天 4 次，联合抗生素眼液预防感染。激光治疗后立即眼部用药，并持续 5~7 天。

- 激光治疗后 24~48 小时复查眼底，然后每周复诊直至 ROP 消退。除新生血管嵴消退外，病变消退的其他表现包括：瞳孔强直缓解、虹膜新生血管消退、视网膜出血或玻璃体积血吸收，以及附加病变消退。

- 对于病变持续存在的病例，可考虑在嵴的后部补充激光或联合抗 VEGF 治疗。

- 一旦 ROP 病变消退、病情稳定，每年仍需至少复诊 1 次。

- 远期而言，术后患儿视野缺损、斜视和高度近视的发生率增加。有早产史和 ROP 病史的所有患儿也应由小儿眼科医生检查评估。

参考文献

[1] PAYSSE E A, LINDSEY J L, COATS D K, et al. Therapeutic outcomes of cryotherapy versus transpupillary diode laser photocoagulation for threshold retinopathy of prematurity. J AAPOS, 1999, 3(4): 234-240.

[2] CONNOLLY B P, NG E Y, MCNAMARA J A, et al. A comparison of laser photocoagulation with cryotherapy for threshold retinopathy of prematurity at 10 years: part 2. refractive outcome. Ophthalmology, 2002, 109 (5): 936-941.

[3] Cryotherapy for Retinopathy of Prematurity Cooperative Group. Multicenter trial of cryotherapy for retinopathy of prematurity: ophthalmological outcomes at 10 years. Arch Ophthalmol, 2001, 119(8): 1110-1118.

[4] Early Treatment for Retinopathy of Prematurity Cooperative Group. Revised indications for the treatment of retinopathy of prematurity: results of the early treatment for retinopathy of prematurity randomized trial. Arch Ophthalmol, 2003, 121(12): 1684-1694.

[5] GOOD W V, Early Treatment for Retinopathy of Prematurity Cooperative Group. Final results of the Early Treatment for Retinopathy of Prematurity (ETROP) randomized trial. Trans Am Ophthalmol Soc, 2004, 102: 233-250.

[6] KOTHARI N A, BERROCAL A M. Retinopathy of prematurity // DUKER J S, LIANG M C. Anti-VEGF use in ophthalmology. Thorofare, N.J.: SLACK Inc, 2017: 143-150.

[7] KYCHENTHAL B A, DORTA S P. Retinopathy of prematurity: current diagnosis and management. Cham, Switzerland: Springer, 2017.

[8] PAYSSE E A, MILLER A, BRADY MCCREERY K M, et al. Acquired cataracts after diode laser photocoagulation for threshold retinopathy of prematurity. Ophthalmology, 2002, 109(9): 1662-1665.

[9] O'NEIL J W, HUTCHINSON A K, SAUNDERS R A, et al. Acquired cataracts after argon laser photocoagulation for retinopathy of prematurity. J AAPOS, 1998, 2(1): 48-51.

[10] CHRISTIANSEN S P, BRADFORD J D. Cataract following diode laser photoablation for retinopathy of prematurity. Arch Ophthalmol, 1997, 115(2): 275-276.

[11] ELLS A L, GOLE G A, LLOYD HILDEBRAND P, et al. Posterior to the ridge laser treatment for severe stage 3 retinopathy of prematurity. Eye (Lond), 2013, 27(4): 525-530.

[12] MOINUDDIN O, BONAFFINI S, BESIRLI C G. Exudative retinal detachment following laser photocoagulation for retinopathy of prematurity: a rare complication. Ophthalmic Surg Lasers Imaging Retina, 2019, 50(4): 242-246.

[13] MOSHFEGHI D M, SILVA R A, BERROCAL A M. Exudative retinal detachment following photocoagulation in older premature infants for retinopathy of prematurity: description and management. Retina, 2014, 34(1): 83-86.

[14] DRACK A V, BURKE J P, PULIDO J S, et al. Transient punctate lenticular opacities as a complication of argon laser photoablation in an infant with retinopathy of prematurity. Am J Ophthalmol, 1992, 113(5): 583-584.

[15] CAPONE A, Jr, DRACK A V. Transient lens changes after diode laser retinal photoablation for retinopathy of prematurity. Am J Ophthalmol, 1994, 118(4): 533-535.

[16] SIMONS B D, WILSON M C, HERTLE R W, et al. Bilateral hyphemas and cataracts after diode laser retinal photoablation for retinopathy of prematurity. J Pediatr Ophthalmol Strabismus, 1998, 35(3): 185-187.

[17] KAISER R S, TRESE M T. Iris atrophy, cataracts, and hypotony following peripheral ablation for threshold retinopathy of prematurity. Arch Ophthalmol, 2001, 119(4): 615-617.

[18] LAMBERT S R, CAPONE A, Jr, CINGLE K A, et al. Cataract and phthisis bulbi after laser photoablation for threshold retinopathy of prematurity. Am J Ophthalmol, 2000, 129(5): 585-591.

[19] IBARRA M S, CAPONE A, Jr. Retinopathy of prematurity and anterior segment complications. Ophthalmol Clin North Am, 2004, 17(4): 577-582.

[20] SALGADO C M, CELIK Y, VANDERVEEN D K. Anterior segment complications after diode laser photocoagulation for prethreshold retinopathy of prematurity. Am J Ophthalmol, 2010, 150(1): 6-9.

第 18 章 抗 VEGF 治疗早产儿视网膜病变

Michelle C. Liang, Shilpa J. Desai

摘要

早产儿视网膜病变（ROP）与胎龄短和低出生体重有关，是全球儿童盲的首要原因。治疗 I 型 ROP 可改善视力、降低视网膜脱离的发生率。目前，激光光凝视网膜无血管区已经取代冷冻疗法，成为 ROP 的主要治疗方法，但在过去 10 年中，抗血管内皮生长因子（VEGF）药物正在成为除激光治疗外的一种新疗法。

目前，FDA 尚未批准抗 VEGF 药物用于 ROP 治疗，因此抗 VEGF 药物仍属于适应证外使用。临床使用的抗 VEGF 治疗方案存在较大差异，仍需更多研究确定最佳治疗方案。对于抗 VEGF 治疗的时机以及治疗后的随访周期也尚无明确指南。此外，对于 ROP 复发的定义、定义中是否包括附加病变加重或 3 期病变复发，以及何时和如何治疗复发等问题，尚未达成共识。尽管现有研究并未发现抗 VEGF 药物存在医疗或神经发育方面的不良反应，但仍需进一步的长期随访。

基于上述局限，本章主要介绍抗 VEGF 药物在 ROP 治疗中的应用以及新生儿玻璃体腔注射的具体操作技巧，尤其与成人玻璃体腔注射的差别。

关键词：早产儿视网膜病变，I 型病变，附加病变，抗 VEGF 治疗，玻璃体腔注射

18.1 目的

- 促使活动性早产儿视网膜病变消退。
- 避免并发症，包括黄斑牵引和牵拉性视网膜脱离。

18.2 益处

I 型 ROP 治疗包括激光光凝术（已取代冷冻疗法）和抗 VEGF 治疗。尽管激光光凝术一直是 ROP 的标准治疗，但仍有不足之处。比如，后极部病变需于黄斑中心凹和黄斑区附近行视网膜消融；急进性后部型 ROP（AP-ROP）即便已行激光治疗，病情仍快速进展。此外，激光光凝术存在一些已知的并发症，包括视野缺损、斜视和高度近视高发。

近来，抗 VEGF 药物逐渐用于 ROP 治疗，且并未损伤视网膜组织。尤其是后极部病变，抗 VEGF 药物可以避免黄斑区激光治疗，对于 AP-ROP 病变的消退也较激光光凝更为迅速。此外，抗 VEGF 药物也可作为激光治疗后 ROP 病变仍进展病例的辅助治疗。目前已经发表多个抗 VEGF 药物治疗 ROP 的病例报告和系列研究，贝伐珠单抗治疗早产儿视网膜病变（BEAT-ROP），以及雷珠单抗和激光治疗早产儿视网膜病变（RAINBOW）的随机对照研究分别证实了贝伐珠单抗和雷珠单抗治疗 ROP 的有效性 [1]。

BEAT-ROP 是研究玻璃体腔注射贝伐珠单抗单药对比常规二极管激光治疗 I 区或后部 II 区 3 期伴附加病变 ROP 的首个前瞻性、随机、多中心临床试验。结果显示，玻璃体腔注射 0.625 mg 贝伐珠单抗较激光治疗 ROP 具有更低的复发率，但两组仅对 I 区病变有显著差异（6% vs 42%，54 周），对 II 区病变并无差异。此外，贝伐珠单抗组的复发时间晚于激光治疗组（平均 16 周 vs 6.2 周），且随访发现治疗 54 周后复发的病例并不少见 [2]。

RAINBOW 研究比较了玻璃体腔注射雷珠单抗和激光治疗 ROP 的疗效。主要结局指标为第 24 周活动性 ROP 是否消退以及是否出现视网膜解剖结构异常。结果显示，80% 接受 0.2 mg 雷珠单抗治疗的患儿达治疗成功标准，而激光组仅 66%。无论 Ⅰ 区或 Ⅱ 区病变，雷珠单抗组的治疗成功率更高[3]。

尽管激光光凝和玻璃体腔注射都需要有经验的眼科医生操作，但玻璃体腔注射抗 VEGF 药物相对更为容易，且药物进入眼后对眼科医生技术的依赖更少。抗 VEGF 治疗可在床边局部麻醉下快速完成，相较激光治疗使用的设备更少。此外，需 ROP 治疗的多为新生儿，其全身情况可能并不稳定，无法耐受激光治疗所需的长时间镇静麻醉。抗 VEGF 治疗也可用于小瞳孔或玻璃体积血导致激光治疗困难的患儿。相较于激光治疗，抗 VEGF 治疗保留了更多的正常视网膜组织，因此可以降低周边视野缺损和近视的发生率。

18.3 预期目标

Ⅰ 型 ROP 抗 VEGF 治疗成功标准：
- 活动性 ROP 完全消退，无视网膜脱离或后极部解剖结构异常。
- 对于后极部病变，视网膜血管继续向前生长至 Ⅱ 区，并向视网膜周边生长。

应与患儿家属详细沟通抗 VEGF 治疗的预后。虽然抗 VEGF 有可能成功治疗 ROP，但仍需每周随访以防复发，必要时增加其他治疗。由于治疗后视网膜未完全血管化和晚期复发并不少见，在考虑最佳治疗方案时，应认真评估患儿及家属随访的依从性。

18.4 关键原则

目前，早产儿玻璃体腔注射尚无公认方案，由于 ROP 患儿锯齿缘的位置不确定、变异大，尚无巩膜穿刺点位置的明确建议。

与成人相比，婴儿玻璃体腔注射伤及晶状体的风险较高，此外存在意外牵拉玻璃体基底部的风险。

18.5 适应证

抗 VEGF 治疗 ROP 尚无标准化方案，不同眼科医生采用的方法可能有所不同。

抗 VEGF 治疗中受益最大的患儿包括：
- 后极部病变（Ⅰ区或后部Ⅱ区）（图 18.1）。
- AP-ROP（图 18.2）。
- 激光治疗后 ROP 病变仍持续进展（图 18.3）。

以下患儿也可受益：
- 全身情况不稳定，无法耐受镇静麻醉下的激光治疗。
- 视野不清，难以行激光治疗。

18.6 禁忌证

玻璃体腔注射抗 VEGF 似乎并无绝对禁忌证，但治疗前伴有下列眼病者需特别注意[4]：
- 活动性外眼感染，包括结膜炎、睑腺炎或眶蜂窝织炎。
- 高眼压或青光眼。
- 活动性葡萄膜炎。

与成人相比，上述眼病在新生儿中并不常见。Ⅰ 型 ROP 必须及时治疗，以免病情进展，以及发生视网膜脱离或其他可能危及视力的病变。

18.7 术前准备

术前准备与成人玻璃体腔注射相同（图 18.4）。注射前使用 5% 聚维酮碘预防感染[4]。此外，还需要使用无菌的开睑器和卡尺，巩膜顶压器或有齿镊固定眼球。

18.8 操作技巧

玻璃体腔注射抗 VEGF 药物可在床边或手术室局部麻醉下进行。玻璃体腔注射的无菌操作要求在临床实践中差异很大，即便在成人中也同样如此，特别是开睑器、手套和（或）口罩的使用[4]。笔者建议新生儿应在无菌条件下注射。

局部麻醉药物的选择取决于术者偏好，包括术

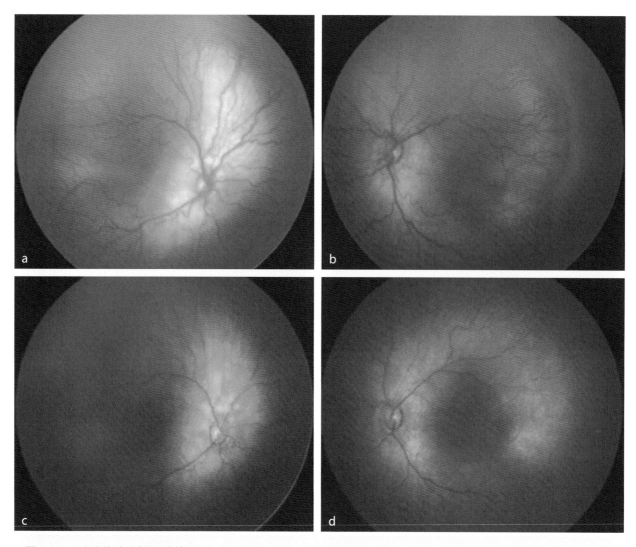

图 18.1　玻璃体腔注射雷珠单抗后，附加病变消退，视网膜血管化增加。（a、b）治疗前后部 Ⅱ 区 3 期 ROP 伴附加病变和周边视网膜无血管区。（c、d）治疗 3 周后附加病变和周边 ROP 消退，周边视网膜血管化增加

眼点普鲁卡因、利多卡因或丁卡因凝胶和结膜下注射利多卡因。许多术者建议术眼点表面麻醉眼液或凝胶，有些术者不建议结膜下注射利多卡因，以免破坏眼部的正常解剖。

1. 5% 聚维酮碘消毒术眼。

2. 推荐使用开睑器，使眼睑和睫毛远离注射点。根据暴露程度和术者偏好，用卡尺于下方或颞下象限角膜缘后 1 mm 处标记注射点（图 18.5）。然后用连接有细针头（30 G 或更小）的 1 ml 注射器注射抗 VEGF 药物，注意针头不宜刺入玻璃体腔过深，同时针头应朝向眼球后方以免损伤晶状体或视网膜。

3. 术后使用无菌生理盐水冲洗眼部，以减少聚维酮碘的眼表毒性。

18.9　要点与心得

- 玻璃体腔药物注射的最佳剂量和最适针头型号尚未明确。BEAT-ROP 研究使用的是 31 G、长约 8 mm 的针头，注射剂量为成人剂量的一半（贝伐珠单抗 0.625 mg）。RAINBOW 研究使用的是 30 G、长约 12 mm 的针头，注射剂量为 0.1 mg 和 0.2 mg 雷珠单抗。32 G、长约 4 mm 的针头可降低医源性视网膜裂伤和晶状体损伤的风险 [5]。

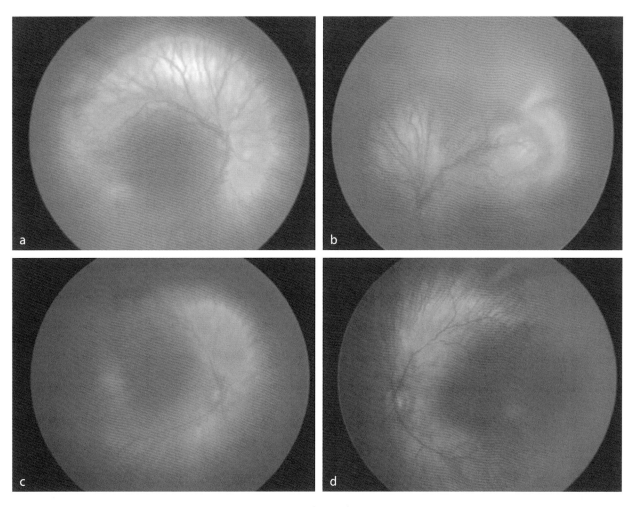

图 18.2　AP-ROP 玻璃体腔注射雷珠单抗治疗前后。(a、b) 治疗前 I 区平坦的 3 期病变伴血管迂曲。(c、d) 玻璃体腔注射雷珠单抗 2 周后血管迂曲和 3 期病变消退

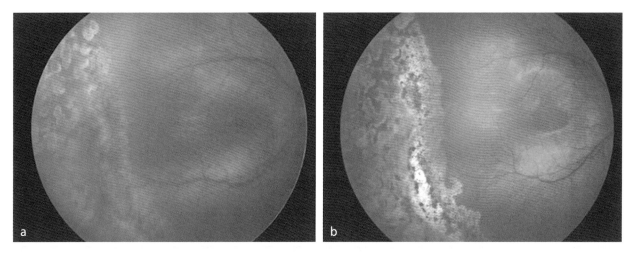

图 18.3　激光治疗后 3 期 ROP 仍持续存在。(a) 尽管已行激光治疗，但颞侧仍见 3 期病变。(b) 玻璃体腔注射雷珠单抗 1 周后，3 期病变消退

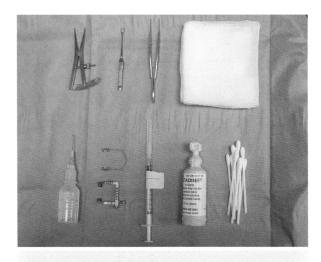

图 18.4　床边玻璃体腔注射所需器械和物品，包括 5% 聚维酮碘、无菌开睑器、无菌卡尺、装有抗 VEGF 药物的 1 ml 注射器（连接 30 G 针头）、无菌棉签、平衡盐溶液和纱布。巩膜顶压器或 0.12 mm 有齿镊固定眼球

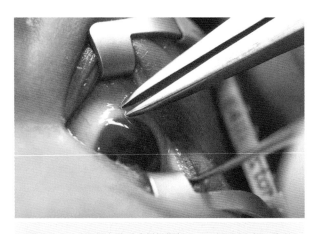

图 18.5　玻璃体腔注射的准备。开睑器开睑，使睫毛远离注射点。无菌卡尺于下方角膜缘后 1.0 mm 处标记注射点

- 小容量的注射器有利于控制，且可避免药物剂量出现错误。
- 注射部位可选择角膜缘后 0.5~2 mm，最大为 2.5 mm（此为 BEAT-ROP 研究采用的注射点）。
- 针头应远离晶状体，并直接插入玻璃体，以免损伤视网膜。

18.10　注意事项

早产儿的睫状体平坦部尚未发育完全，眼球前后径短。玻璃体腔注射容易导致医源性前部视网膜裂孔。标准的 0.5 in（12.7 mm）针头可能会意外损伤视网膜。由于新生儿晶状体占眼球的比例较成人大，如果没有朝向视盘方向进针，会增加晶状体损伤的风险。若局部麻醉下新生儿移动，注射相关的风险增大。此外，严重 ROP 患儿常伴有免疫系统发育不良或全身性疾病，感染的发生率也会更高[6]。

18.11　并发症

- 白内障或晶状体损伤。
- 结膜下或眼内出血。
- 视网膜撕裂或脱离。
- 眼内压升高。
- 眼内炎。
- 视网膜血管发育不完全：
  - 需进一步明确抗 VEGF 治疗后何时以及如何发生血管化。
  - 眼底荧光素血管造影可以更好地评估视网膜周边无血管区、判断是否需后续治疗，有助于提高 ROP 诊断的敏感性。
- 持续性或复发 ROP（图 18.6 和图 18.7）：初始抗 VEGF 治疗无应答、复发或加重的患儿，可能需激光治疗或再次抗 VEGF 治疗。
- 进行性牵拉性视网膜脱离[6]。

虽然抗 VEGF 治疗 ROP 安全、有效且耐受性好，但仍需进一步研究以确定最佳治疗方案和潜在的长期全身不良反应。

18.12　术后护理

玻璃体腔注射后通常推荐使用抗生素眼液（每天 4 次）、皮质类固醇眼液（每天 4 次）和睫状肌麻痹滴眼液（每天 2 次）1 周。此外，必须严格保持眼部清洁，避免眼部污染。

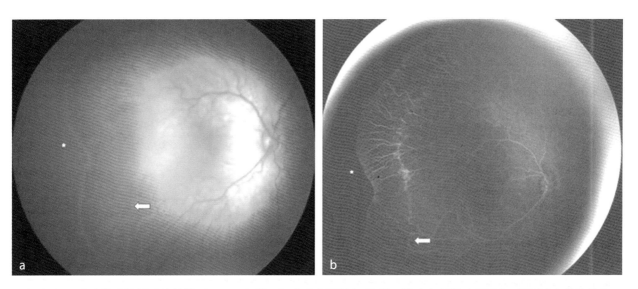

图 18.6　玻璃体腔注射雷珠单抗后 ROP 复发。（a）颞侧周边视网膜 2 期病变复发（星号），视网膜血管化范围已有所扩大，（b）但在原分界线处可见渗漏（箭头）

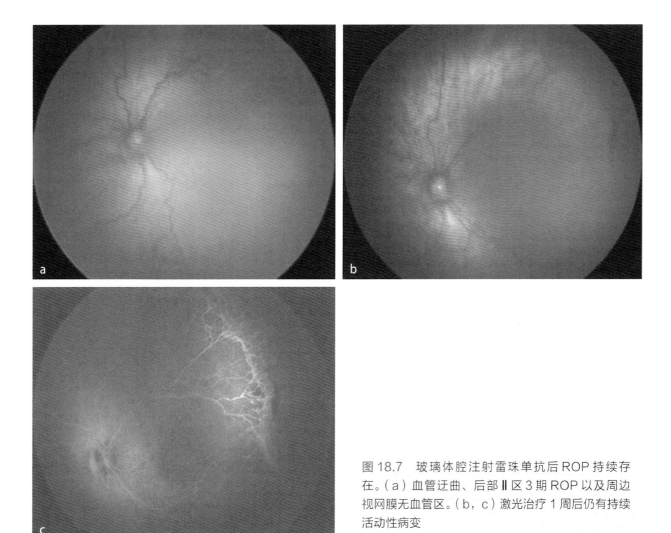

图 18.7　玻璃体腔注射雷珠单抗后 ROP 持续存在。（a）血管迂曲、后部 Ⅱ 区 3 期 ROP 以及周边视网膜无血管区。（b，c）激光治疗 1 周后仍有持续活动性病变

参考文献

[1] KOTHARI N A, BERROCAL A M. Retinopathy of prematurity // DUKER J S, LIANG M C. Anti-VEGF use in ophthalmology. Thorofare, N. J.: SLACK Inc, 2017: 143-150.

[2] MINTZ-HITTNER H A, KENNEDY K A, CHUANG A Z, et al. Efficacy of intravitreal bevacizumab for stage 3+ retinopathy of prematurity. N Engl J Med, 2011, 364(7): 603-615.

[3] STAHL A, LEPORE D, FIELDER A, et al. Ranibizumab versus laser therapy for the treatment of very low birthweight infants with retinopathy of prematurity (RAINBOW): an open-label randomised controlled trial. Lancet, 2019, 394(10208): 1551-1559.

[4] MUAKKASSA N, KLEIN K, REICHEL E. Intravitreal delivery // DUKER J S, LIANG M C. Anti-VEGF use in ophthalmology. Thorofare, N.J.: SLACK Inc, 2017: 47-56.

[5] WRIGHT L M, VRCEK I M, SCRIBBICK F W, et al. Technique for infant intravitreal injection in treatment of retinopathy of prematurity. Retina, 2017, 37(11): 2188-2190.

[6] YONEKAWA Y, WU W C, NITULESCU C E, et al. Progressive retinal detachment in infants with retinopathy of prematurity treated with intravitreal bevacizumab or ranibizumab. Retina, 2018, 38(6): 1079-1083.

第六部分

麻醉下检查

第 19 章　麻醉下检查的准备　　　131

VI

第 19 章　麻醉下检查的准备

Sylvia H. Yoo

摘要

若儿童疑患危及视力的眼病，但在诊室内无法充分检查，则需在麻醉状态下再行检查。处于镇静状态时，医生可能还会发现新的问题，从而需行更多的检查。

关键词：麻醉下检查，眼内压，眼球生物学测量，视网膜电流图

19.1　目的

处于镇静状态时，患儿所行的检查应尽可能全面。

19.2　益处

对于在诊室无法充分检查的患儿，麻醉下检查可为制订合适的治疗计划提供所需的信息。

19.3　预期目标

麻醉充分，足以完成眼部检查和可能需要的新的检查。患儿麻醉后虽无法准确评估斜视，但可行被动牵拉试验。

19.4　关键原则和术前准备

在前期准备时，应确定好麻醉下的检查项目及所需用品。若需在散瞳下进行检查，检查前可在患

儿眼内滴入散瞳眼液以减少麻醉时间。

19.5　适应证

患儿疑患危及视力的眼病，但因配合度差无法在诊室内充分检查，或在清醒状态下患儿不能耐受检查。

19.6　禁忌证

部分在诊室内难以配合检查的患儿可能伴有潜在的全身性疾病，使得麻醉风险升高。此时，应与患儿家属、儿科医生以及麻醉团队商讨是否行麻醉下检查。

19.7　操作技巧

在麻醉诱导期间，与麻醉医生协调确保患儿安全的情况下，尽快用 Tono-Pen 或 Perkins 眼压计测量眼压。若麻醉诱导期间未能成功测量眼压，可在麻醉诱导成功且麻醉医生确保气道安全后，使用 Perkins 眼压计测量眼压。但需注意的是，麻醉药物可能会影响测量结果。

随后使用合适的仪器完成下列测量和检查：
1. 角膜厚度计测量中央角膜厚度。
2. 卡尺测量角膜的水平和垂直直径。
3. 手持式裂隙灯显微镜检查眼前段。
4. 手持式裂隙灯显微镜或手术显微镜下行前房角镜检查。
5. 散瞳后检眼镜检查后极部眼底，并通过巩

膜顶压器或棉签转动眼球检查周边视网膜。

6. 检影镜和串状或块状镜片行睫状肌麻痹检影验光。

可能的其他检查包括：

1. 眼球生物学测量：

   a)手持式角膜曲率计测量角膜曲率。

   b)浸润式 A 超测量眼轴长度（在角膜曲率测量后）。

2. 视网膜电流图。

3. 眼底照相。

4. 眼底荧光素血管造影。

5. 便携式光学相干断层扫描（OCT）。

19.8　要点与心得

- 睫状肌麻痹检影验光时，患儿眼球应大致位于原在位。检影的工作距离应与平时在诊室大致相同，必要时可借助脚踏板，否则检查者需根据工作距离计算最终的屈光度。

- 准备一张检查表以便快速有序地记录检查结果。应注意记录眼压测量时对应的麻醉阶段。

19.9　注意事项

提前确保各项检查的设备和人员已到位，以免拖延麻醉时间。

19.10　并发症

视网膜电流图的结果可能受麻醉药物[1]和手术室环境（即暗适应时手术间无法完全黑暗）的影响。这可能导致视网膜电流图的结果难以解释，但明显异常的波形仍可识别出来，对疑有视网膜营养不良的患儿仍有诊断价值。若行眼底荧光素血管造影，存在较小的荧光素过敏风险。除此之外，麻醉下检查的主要风险是全身麻醉的风险。

19.11　术后护理

麻醉下检查完成后应与患儿家属沟通检查结果、治疗计划和后续检查安排。若需要，还应告知后续再次行麻醉下检查的可能。

参考文献

[1] TREMBLAY F, PARKINSON J E, LALONDE M R. Anesthesia and electroretinography. IOVS, 2003, 44: 1897.

索 引

注：粗体页码指示标题，斜体页码指示图题。

1-1 方结 36

23 G 前段玻切 92

3-1-1 方结 28

5-0 双针不可吸收聚酯纤维缝线 53

6-0 不可吸收聚酯纤维缝线 62

6-0 单针聚乳酸羟基乙酸缝线 64

6-0 铬肠线 83

6-0 双针不可吸收聚酯纤维缝线 51

6-0 双针聚乳酸羟基乙酸缝线 7

6-0 双针薇乔缝线 45

Aebli 角膜剪 31

Anderson-Kestenbaum 术 20，22

AV 型水平斜视 *22*

Bell 征 5

Bishop 肌腱折叠器 8，53，*53*

Bowman 探针 75

Brown 综合征 49

Bulldog 小弹簧夹 7

Castroviejo 卡尺 8

Colibri 镊 92，*92*

Duane 眼球后退综合征 5，20，21，60，61

Gass 斜视钩 7

Guyton 斜视钩 7

Harada-Ito 术 49，**53**

Hartman 直蚊式钳 7

Hummelsheim 术 61

Jameson 斜视钩 7

Jensen 术 62

Lancaster 屏 4

Manson 双头斜视钩 7

Ritleng 钩 77

Ritleng 探针 77

Ritleng 系统 77

ROP 复发 *127*

Saunder 牵拉试验 53

Scott 弯尺 8,62

Stevens 剪 8

Stevens 斜视钩 7

Swan 切口 19

Tenon 囊 14，*25*

Tillaux 螺旋 12，31

Vannas 弯剪 112

Wright 带槽斜视钩 7

Z 型断腱术 55

Zinn 总腱环 11

A

阿片类药物 9

阿托品 89

昂丹司琼 5

B

白内障处于临界状态 90

白内障摘除不伴人工晶状体植入 **92**

白内障摘除联合人工晶状体植入 **94**

瘢痕较少 17

板层巩膜切口 94

板层巩膜隧道 *38*，53

半领结 34

伴有内斜视的 Duane 眼球后退综合征 65

伴有下斜肌亢进的 V 型外斜视 47

包含弹性纤维和肌肉组织的 pulley 系统 14

保妥适 67~69

暴露对侧眼上斜肌麻痹 55

被动牵拉试验 5，**22**，*23*，31

贝伐珠单抗治疗早产儿视网膜病变（BEAT-ROP）122

鼻泪管 74

鼻泪管按摩 73

鼻泪管的骨性狭窄 75

鼻泪管手术 75

鼻泪管探通 **73**

鼻泪管探通联合或不联合冲洗 **75**

鼻泪管探通联合球囊扩张 **78**

鼻泪管探通联合置管 **77**

鼻泪管置管 73

鼻内镜 79

鼻上或颞上穹窿结膜切口 50

鼻上结膜切口 16

鼻下穹窿结膜切口 16

丙泊酚 5

玻璃体腔药物注射 124

剥离子 79

不带孔透明塑料巾单 6，*6*

不带锁持针器 32

不带锁弧形显微持针器 8

不带锁镊 35

不可吸收缝线 7

布洛芬 9

部分肌腱后徙术 **63**，*64*，**65**

部分切除术 41

部分调节性内斜视 68

C

长波紫外线照射 **101**

超声角膜测厚仪 101

超声乳化 90

持续性或复发 ROP 126

重睑切口 82

穿刺刀 92

垂直分离性斜视 21，41

垂直旋转肌 5，12

垂直旋转肌手术 14

垂直直肌 63

垂直直肌手术 **33**

D

大量截除 19

代谢异常 5

带锁持针器 35

带锁弧形显微持针器 7

带锁有齿镊 7

单结 *36*

单泪小管或双泪小管支架 77

单泪小管支架 77

单眼滑车神经麻痹 41

单眼或双眼手术 20

单眼上转不足 21，61

单眼退 - 截术 21

单针聚酯纤维不可吸收缝线 37，*37*

地塞米松 5，92

动眼神经不全麻痹 21

动眼神经（第三对颅神经）麻痹 61

洞巾 *7*

对抗牵拉 85

对乙酰氨基酚 5，9

钝性 Westcott 剪 8，17，18，24，27，30，31，35，44，50，51，52，54，63

钝性剪刀 6，*7*

多次下斜肌减弱术 41

多次斜视手术 17

多条眼外肌 58

E

额颞缝 82

恶性高热 5

儿童白内障手术 **89**

儿童植入人工晶状体 91

二期人工晶状体植入 **95**

F

房角滤过功能 107

房角镜检查 131

房角镜下 *107*

房角切开器械顺畅进入前房 *109*

房角切开术 107，**107**，**108**

放射状减张切口 18

放射状结膜切口 17

放射状穹窿切口 *17*

非共同性斜视 20，61

分次离断 31

缝线过敏 9

附加病变 119

附加病变消退 *124*

复视 3，9

G

巩膜穿透 32

巩膜扣带 17

巩膜隧道切口 94~96
共同性水平斜视 21
刮除所有角膜上皮 102
光敏剂 100
过度激光 120
过多瘢痕形成 9
过矫 57

H
核黄素 101，102
虹膜铲 8，32
喉罩（LMA）5
后固定缝线 **62，65**
后囊膜切开 93
呼吸道感染 5
呼吸困难 74
环喷托酯 91
环形剪开球结膜 112
环形纤维 112
黄斑 *42*
黄斑囊样水肿 96

J
肌电图（EMG）68
肌间膜 14，24，*24*
肌肉的固定位置不对称 65
肌肉离断 **31**
肌肉再固定 **32**
基于 Placido 盘原理的角膜地形图 100
激光光凝 117，122
激光治疗 117
激光治疗早产儿视网膜病变 **117**
急进性后部型 ROP（AP-ROP）122
急性上呼吸道感染 5
加强牵拉试验 *42*，45，*50*，52
间接二极管激光 120
间接检眼镜 42，50，51，54
间歇性外斜视 20
间歇性外斜视 A 征 50
角膜胶原交联（CXL）99
角膜胶原交联治疗圆锥角膜 **99**
角膜上皮 102
角膜上皮水肿 109
角膜映光法 38
角膜缘结膜切口 16

拮抗肌行减弱术 65
结膜瘢痕 16，57，58
结膜堆积 19
结膜滤泡 14
结膜囊肿形成 19
结膜下瘢痕 58，*58*
结膜下筋膜组织 **14**
睫状肌麻痹检影验光 132
截除术 21
进行性牵拉性视网膜脱离 126
近端泪液排出系统 75
近视 121
晶状体悬韧带 90
酒精辅助角膜上皮刮除 **100**
聚维酮碘 6
聚酯纤维不可吸收缝线 39

K
开睑器 8
抗 VEGF 治疗早产儿视网膜病变 **122**
抗胆碱能 89
抗青光眼药物 111
抗上转 47
抗生素和皮质类固醇的复方眼膏 19，97
抗生素和皮质类固醇的复方眼液或眼膏 9，80
抗血管内皮生长因子（VEGF）药物 122
可待因 9
可塑性带状拉钩 8
可调节的延长缝线 *52*
可调整缝线 35，*37*
可调整缝线术 34，**34**
可调整滑套 34
眶蜂窝织炎 82
眶隔前或眶内蜂窝织炎 9
眶脂肪粘连 55
扩张术 **73**

L
雷珠单抗和激光治疗早产儿视网膜病变（RAINBOW）
　122
泪囊鼻腔吻合 75
泪囊囊肿 73
泪囊囊肿复发 79
泪囊炎 73，80
泪液排出系统 74

泪液引流 74
冷冻疗法 117
冷冻治疗早产儿视网膜病变的多中心研究（CRYO-ROP）117
领结型活结 34
瘘管 75
颅神经部分或完全麻痹 5
颅神经麻痹 20，35
氯己定溶液 6

M
麻醉 5
麻醉恢复室（PACU）110
莫西沙星 97

N
囊膜切开 96
囊肿 83
脑膜脑膨出 83
内斜视 65
内直肌 12
颞侧结膜切口 19
颞侧上斜肌 53
颞上或鼻上结膜切口 54
颞上结膜切口 16
颞下穹窿结膜切口 16
颞下涡静脉 43
颞下象限 43

P
皮样囊肿切除术 82
平衡盐溶液及冲洗套管 8
平行针道 32

Q
气管插管麻醉 5
牵引缝线 37
前 1/3 上斜肌肌腱 54
前部 pulley 系统 14
前段玻璃体切除术 95
前房穿刺 112
前房积血 110，113
前附加病变 119
前转位术 45
欠矫 55

青光眼引流阀 17
轻度烧灼 27
轻至中度鼻出血 80
氢可酮 9
穹窿结膜切口 16，17，17
穹窿结膜切口的位置 19
穹窿结膜切口和角膜缘结膜切口 16
球结膜下注射头孢唑林 94
球囊扩张 78
去神经 41

R
人工晶状体（IOL）90
人工晶状体眼 98
肉毒杆菌毒素注射 3，20，67，68
肉毒杆菌毒素注射治疗斜视 67
弱视 89
弱视临界 90
弱视治疗 4，98

S
三棱镜耐受试验 4
散瞳 89，91
散瞳后检眼镜检查 131
散瞳检查眼底 91
上、下直肌 61
上斜肌 12
上斜肌断腱联合缝线延长术 51
上斜肌断腱术 50
上斜肌缝线延长术 49
上斜肌肌腱 54
上斜肌加强术 55
上斜肌减弱术 54
上斜肌手术 49
上斜肌折叠术 52
上直肌 12
上直肌后徙术 20
上直肌手术 23
烧灼 30，32
烧灼过度 32
设置卡尺刻度 27
深层皮肤的埋线缝合 83
神经毒性 5
神经纤维血管束 47
圣十字剑（crossed-swords）样 32

视觉发育异常 4
视力预后 89
视网膜电流图 132
视网膜脱离 9
手持电凝笔 7
手术房角镜 *109*
术后不适 58
术后葡萄膜炎 96
术中被动牵拉试验 57，61
双 Maddox 杆 47
双侧泪囊囊肿 73
双极电凝镊 7
双泪小管支架 77
双褥式 10-0 聚乳酸羟基乙酸可吸收缝线 95
双手式灌注 / 抽吸手柄 90
双手式前段玻切手柄 92
双手式前段玻切头 95
双眼白内障 90，91
双眼不对称的上斜肌麻痹或下斜肌亢进 47
双眼发病的角膜扩张性疾病 99
双眼复视 4
双眼后徙术 21
双眼上斜肌麻痹 47，55
双眼手术 21
双眼斜肌加强牵拉试验 42
水平直肌 21
水平直肌手术 22，23
撕囊 96

T
台盼蓝 92
调节性内斜视 20
调整操作 **38**
同侧内直肌 68
同侧下斜肌 50
酮咯酸 5

W
外直肌 Y 型劈开术 **60，61，63，65**
外斜视 65
外展神经（第六对颅神经）麻痹 21
外展神经麻痹 60
外展神经麻痹急性期 68
外直肌 12
外直肌内侧转位 61

微创斜视手术（MISS）18
位置表浅的皮样囊肿 82
无晶状体眼 98
无菌棉签 6

X
下方结膜切口 16
下斜肌 12，41
下斜肌部分切除术 46
下斜肌分离与离断 42
下斜肌后徙术 45
下斜肌加强牵拉试验 47
下斜肌亢进 41
下斜肌去神经联合切除术 46
下斜肌手术 41
下斜视 49
下直肌 12
下直肌手术 33
先天性泪囊囊肿 75
先天性颅神经异常支配综合征 21
先天性心脏病 5
显著影响视力的白内障 90
限制性斜视 35
相对的皮肤切缘 83
小 Desmarres 拉钩或 Conway 拉钩 8，42
小 Desmarres 拉钩 *43*，47，50
小度数垂直斜视 21，61
小梁切开刀 111，*113*
小梁切开术 **111**
斜肌 **11**
斜视的特殊术式 **60**
斜视钩及手术镊的使用 **31**
斜视手术 7，*8*
斜视手术的结膜切口 **16**
斜视手术相关解剖 **11**
斜视手术准备 **3**
溴莫尼定 97
悬吊术 20
旋转复视 21，42
旋转或垂直复视 65
血流动力学不稳定 5

Y
哑铃型皮样囊肿 83
眼部疼痛 9

眼膏 79

眼眶肉芽肿性炎症 82

眼内出血 96

眼内炎 9，96，97

眼前段光学相干断层扫描（AS-OCT）99

眼前段缺血 4，9

眼球生物学测量 132

眼球震颤 23

眼外肌 11

眼外肌的解剖 12

眼外植入物 17

眼心反射 5

眼性斜颈 49

眼压 107

叶片式开睑器 35

医源性 Brown 综合征 55

乙酰胆碱 93

已修剪的硅胶支架 77

以角膜缘为基底的三角形巩膜瓣 112

异常支配综合征 4，20~22，35

婴儿无晶状体眼治疗研究（IATS）90

荧光素染色的生理盐水 76

荧光素血管造影 132

永存胚胎血管（PFV）89

用于结膜的无齿镊 7

有齿镊 7

原发性先天性青光眼 107

圆弧形穹窿结膜切口 17

圆锥角膜 99

Z

在持针器上打 1-1 方结 78

再次手术 57

早产儿视网膜病变（ROP）117，122

早产儿视网膜病变早期治疗研究（ETROP）117

遮盖试验 38

知觉和运动功能的全面检查 3，21

知觉性内斜视 21

直尺 8

直肌 11

直肌后徙术 26，32

直肌滑脱 61

直肌截除术 29

直肌截除术和折叠术 32

直肌手术 20

直肌折叠术 29

直接固定于巩膜新附着点 27

止点试验 25

逐层分离 82

注视方向 3

转位术 60，61，64

最小号的泪点扩张器 75